Springer-Verlag Berlin Heidelberg GmbH

ABHANDLUNGEN
AUS DEM GESAMTGEBIET DER MEDIZIN

Bis Ende 1923 sind erschienen:

Frühdiagnose und Frühtherapie der Syphilis. Eine Anleitung für Ärzte und Studenten. Von Professor Dr. Leopold Arzt. Mit 3 Tafeln und zahlreichen Textabbildungen. (VI, 84 S.) 1923.
48.000·— Kronen, 0·65 Dollar

Herz- und Gefäßmittel, Diuretica und Spezifica. Eine Anwendung bei Kreislaufstörungen nach klinischen und pharmakologischen Gesichtspunkten. Von Dozent Dr. Rudolf Fleckseder. (111 S.) 1923.
48.000·— Kronen, 0·65 Dollar

Die funktionelle Albuminurie und Nephritis im Kindesalter. Von Professor Dr. Ludwig Jehle. (68 S.) 1923.
25.000·— Kronen, 0·35 Dollar

Die Ernährung gesunder und kranker Kinder auf Grundlage des Pirquetschen Ernährungssystems. Von Dozent Dr. Edmund Nobel. (73 S.) 1923. 25.000·— Kronen, 0·35 Dollar

Die klinische Bedeutung der Hämaturie. Von Professor Dr. Hans Rubritius. (34 S.) 1923. 18.000·— Kronen, 0·26 Dollar

Im Frühjahr 1924 erscheinen:

Die Geschlechtskrankheiten als Staatsgefahr und die Wege zu ihrer Bekämpfung. Von Professor Dr. Ernst Finger. (69 S.) 1924.

Über die oligodynamische Wirkung der Metalle und Metallsalze. Von Dozent Dr. Paul Saxl. (57 S.) 1924.

Der heutige Stand der Lehre von den Geschwülsten, im besonderen der Carcinome. Von Professor Dr. Carl Sternberg. (98 S.) 1924.

DER HEUTIGE STAND DER LEHRE VON DEN GESCHWÜLSTEN IM BESONDEREN DER CARCINOME

VON

DR. CARL STERNBERG
O. Ö. PROFESSOR FÜR PATHOLOGISCHE ANATOMIE AN DER UNIVERSITÄT WIEN

Springer-Verlag Berlin Heidelberg GmbH
1924

ISBN 978-3-662-34375-3 ISBN 978-3-662-34646-4 (eBook)
DOI 10.1007/978-3-662-34646-4

HERRN HOFRAT PROFESSOR

DR. RICHARD PALTAUF

IN VEREHRUNG UND TREUER DANKBARKEIT

ZUGEEIGNET

INHALTSVERZEICHNIS

EINLEITUNG.

„Wollte man auch jemand auf das Blut pressen, daß er sagen sollte, was Geschwülste eigentlich seien, so glaube ich nicht, daß man irgendeinen lebenden Menschen finden würde, der in der Lage wäre, dies sagen zu können. Es ist sehr wichtig, von vorneherein festzustellen, daß Geschwülste nicht eine ihrer Natur und ihrem Wesen nach abgegrenzte Gruppe von Dingen sind, sondern daß man sie abgrenzt einfach nach dem praktischen Bedürfnis, nach der durch die jeweilige Lage der angewendeten Wissenschaft gebotenen Zweckmäßigkeit. Es liegt daher sehr wesentlich in der Hand des einzelnen, ob er ein gewisses Ding als Geschwulst anerkennen oder es aus diesem Gebiet hinauswerfen will. Der Sprachgebrauch allein, die Tradition ist nicht entscheidend.“ Diese Worte Virchows, die er vor mehr als 60 Jahren seinen Vorlesungen über Geschwülste vorausschickte, haben teilweise auch heute noch Geltung. Wenn man auch erkannte, daß manche Bildungen, die Virchow zu den Geschwülsten zählte, von denselben abzutrennen sind, so ist es anderseits auch heute noch nicht möglich, eine klare Definition des Geschwulstbegriffes zu geben. Die Umgrenzung desselben ist aber unerläßlich, ehe besondere Fragen der Geschwulstlehre besprochen werden können.

Daß sich der anatomische Geschwulstbegriff nicht mit dem Wortsinn deckt, bedarf keiner Erörterung. Die verschiedensten pathologischen Prozesse, wie Blutergüsse, Ansammlungen von Exsudaten oder Transsudaten, Sekretretentionen usw., können mehr minder umschriebene Größenzunahme eines Organes bedingen, die dem Sprachgebrauch zufolge als „Geschwulst“ bezeichnet wird. Echte Geschwülste oder Blastome (Klebs) beruhen aber auf Gewebsneubildung und sind dadurch von den eben besprochenen Prozessen grundsätzlich geschieden. Praktisch ist die Trennung unter Umständen allerdings nicht leicht, so kann z. B. die Abgrenzung mancher Kystome von Cysten bisweilen Schwierigkeiten bereiten.

Aber auch nicht jede Gewebsneubildung stellt einen echten Tumor dar, vielmehr kennen wir verschiedene pathologische Prozesse, die mit Neubildung von Gewebe einhergehen. Hieher gehören die Hypertrophie, Hyperplasie, Regeneration und die produktiven Entzündungen. (Eine zusammenfassende Darstellung dieser progressiven Krankheitsprozesse vgl. z. B. bei Borst, Dürck.) Gerade gegen diese geschwulstähnlichen Prozesse soll eine befriedigende Definition die wahren Geschwülste abgrenzen.

Bei der Hypertrophie handelt es sich um eine Vergrößerung, bei der Hyperplasie um eine Vermehrung der zelligen Elemente eines Organes ohne qualitative Änderung derselben. Gewiß werden die Hypertrophie des Uterus in der Schwangerschaft oder die Arbeitshypertrophie der Körpermuskulatur, die kompensatorische oder vikariierende Hypertrophie einzelner Organe wie Niere, Leber, Hode usw., wenn Teile eines Organes oder das eine von zwei paarigen Organen zugrunde gegangen sind, keinen Anlaß zur Verwechslung mit Geschwülsten geben. Es können aber Hypertrophien und Hyperplasien auf entzündlicher Grundlage entstehen und dann zu Bildungen führen, die unter Umständen weitgehende Ähnlichkeit mit echten Geschwülsten aufweisen und sehr schwer gegen diese abzugrenzen sind. Es gilt dies z. B. von manchen Hypertrophien der äußeren Haut und der Schleimhäute, von manchen Polypen, Papillomen, den spitzen Kondylomen, manchen Lymphomen, hyperplastischen Tonsillen usw..

Unter Regeneration verstehen wir eine Gewebsneubildung zum Ersatz von zugrunde gegangenem Gewebe. Da Gewebsuntergang sowohl unter physiologischen als unter pathologischen Bedingungen stattfindet, sprechen wir von einer physiologischen und einer pathologischen Gewebsregeneration. In beiden Fällen, namentlich aber bei der physiologischen Regeneration, werden dieselben Elemente neugebildet, die das Muttergewebe zusammensetzen, doch weisen sie in ihrer Anordnung oft Abweichungen gegenüber der Norm auf. Aber auch qualitativ können sich bei der Regeneration Unterschiede gegenüber dem Muttergewebe ergeben, so daß von einer atypischen Regeneration gesprochen wird. Indem bei der Regeneration mehr Gewebe neugebildet wird als zugrunde gegangen ist, können geschwulstähnliche Bildungen entstehen, vgl. z. B. Callus luxurians, Caro luxurians, das Amputationsneurom usw.. Auch dadurch, daß die Regeneration in Form umschriebener Knoten oder Knollen auftritt, kann die Unterscheidung von Blastomen, z. B. von Adenomen, oft sehr schwierig werden, vgl. die knotige oder adenomatöse Regeneration der Leber u. a. m.. Es ist jedoch „Grundgesetz der Regeneration, daß bei diesem Vorgang die Gewebe des Körpers innerhalb derjenigen histologischen Grenzen bleiben, welche sie durch die Entwicklung, also von ihrem ersten Auftreten als gesonderte Teile der Anlage erhalten haben" (Marchand).

Daß bei chronisch-produktiven Entzündungen spezifischer und unspezifischer Natur oft umfängliche Gewebsneubildungen, Granulome, entstehen, ist bekannt. Dieselben haben oft weitgehende Ähnlichkeit mit Geschwülsten und werden daher auch als infektiöse Granulationsgeschwülste bezeichnet; hieher gehören z. B. die Tuberkulome, Syphilome, Leprome usw.. Sie unterscheiden sich von echten Geschwülsten dadurch, daß ihr Wachstum im allgemeinen relativ bald zum Stillstand kommt, und daß sie frühzeitig Rückbildungserscheinungen aufweisen. Zweifellos stellen die entzündlichen Neubildungen eine Abwehrreaktion des Organismus gegen die einwirkende Schädlichkeit, vorwiegend gegen belebte Erreger, dar. Im Gegensatz zu den echten Geschwülsten erfolgt die Verbreitung entzündlicher Neubildungen im Körper, die Entstehung sekundärer Herde, der Metastasen, durch Ausbreitung der Erreger, während bei den Blastomen die Geschwulstelemente verschleppt werden. Meist sind die entzündlichen Gewebsneubildungen durch ihren histologischen Befund wohl charakterisiert, oft ist aber die Unterscheidung von wahren Geschwülsten sehr schwierig. Es ist ja bekannt, daß manche Granulome lange Zeit hindurch für Blastome gehalten wurden, und daß ihre entzündliche Natur erst spät aufgedeckt worden ist; es sei z. B. auf das Lymphogranulom verwiesen.

I. KAPITEL.

DEFINITION DES GESCHWULSTBEGRIFFES.

Welche Merkmale sind es nun, die die echten Tumoren, die Blastome, charakterisieren? Gemeinhin wird ihr wesentliches Kennzeichen darin erblickt, daß sie unabhängig von dem Gesamtorganismus sich entwickeln, d. h. selbständig weiterwachsen, ohne auf den Ernährungszustand des Trägers, auf Stoffwechsel, Funktion usw. des befallenen Organismus Rücksicht zu nehmen. Die wahren Geschwülste wachsen weiter und nehmen an Größe zu, auch wenn der Körper in seiner Ernährung stark gelitten hat und hochgradige Kachexie aufweist. Sie verdrängen normale Gewebe oder dringen sogar in dasselbe ein und zerstören es. Dieses Verhalten wird gewöhnlich durch das Wort „Autonomie" zum Ausdruck gebracht, die Blastome werden in erster Linie als „autonome Wachstumsexzesse" definiert. Gegenüber der Hypertrophie, Hyperplasie und Regeneration kommt ferner in Betracht, daß die Blastome sich auch qualitativ von dem Muttergewebe unterscheiden, daß Struktur und Anordnung der sie zusammensetzenden Elemente stets mehr minder beträchtliche Abweichungen von dem Muttergewebe, Atypien, aufweisen. „Die Selbständigkeit und Unabhängigkeit des Wachstums sowie dessen primäre morphologische und physiologische Abweichungen vom Typus sind als die Hauptcharakteristika des blastomatösen Prozesses anzusehen" (Borst). Als Konsequenz der Autonomie wird den Geschwülsten die Möglichkeit des unbegrenzten, bis an das Lebensende des Trägers andauernden Wachstums zuerkannt. Es wird des weiteren hervorgehoben, daß sich die echte Geschwulst nicht sinngemäß in den Organisationsplan des Organismus einfügt, daß sie vielmehr eine zwecklose und sinnlose Bildung darstellt, „Luxusprodukte, welche dem Körper in keiner Weise zum Nutzen gereichen, in den meisten Fällen sogar direkt schädliche, verderbliche Leistungen des Körpers darstellen". Bei den Geschwulstbildungen „ist so gut wie nichts von einer folgerichtigen Einrichtung, einer scheinbaren Zweckmäßigkeit, im Gegenteil, der ganze

Vorgang ist etwas dem Plan des Organismus ebenso Widersprechendes, Heterogenes, wie die Entstehung der Mißbildungen" (Marchand). Den infektiösen Granulationsgeschwülsten gegenüber wird Gewicht darauf gelegt, daß bei den echten Blastomen eine Entstehungsursache nicht bekannt ist.

Den angeführten Momenten suchen die meisten Definitionen der Geschwülste Rechnung zu tragen. Borst definiert in seiner Geschwulstlehre den geschwulstbildenden Prozeß „als ein ohne nachweisbare Ursache entstehendes, örtlich exzedierendes, eigenmächtiges und selbständiges, zweck- und zielloses Wachstum von Zellen und Geweben, welches ein in morphologischer und biologischer Beziehung mehr oder weniger atypisches Produkt liefert". Neuerdings bezeichnet er die echten Geschwülste kurzweg als „Wachstumsexzesse von autonomem Charakter". — Ribbert gibt in seiner Geschwulstlehre folgende Definition: „Die Geschwülste sind in sich abgeschlossene Neubildungen (mit dauerndem Wachstum), die sich dem Körper gegenüber wie Parasiten verhalten, ihm ihre Nahrung entnehmen, im übrigen aber nahezu oder völlig von ihm unabhängig sind. Der Organismus hat auf ihr biologisches Verhalten keinen Einfluß." Nach Lubarsch sind Geschwülste „scheinbar selbständig entstehende Gewebswucherungen, die zwar in ihrem histologischen Bau mit dem Mutterboden mehr oder weniger übereinstimmen, in der Form aber atypisch erscheinen und trotz ihrer organischen Verbindung mit dem Mutterboden ein selbständiges, scheinbar eigenen Gesetzen unterworfenes Leben führen, das dem Gesamtorganismus nicht oder nur ganz ausnahmsweise zugute kommt".

Demgegenüber betonte nun E. Albrecht, daß sich „in den Geschwulstdefinitionen eine Anzahl von Ammenmärchen eingeschlichen hat", und zwar „sind es so gut wie alle Charakteristika der Geschwülste, die eigentlich in dieses Kapitel gehören, so daß es für einen böswilligen Kritiker gegenwärtig überhaupt keine zutreffende allgemein gültige Definition von ‚Geschwulst' in irgendeinem Lehrbuche gibt". Gewiß treffen die verschiedenen Charakteristika vielfach zu, „aber die gemeinsame, zugrundeliegende Eigenart der Geschwulstbildung treffen sie alle nicht". In erster Linie lehnt Albrecht das Symptom des unbegrenzten Wachstums der Tumoren ab und führt viele Beispiele dafür an, daß „die Mehrzahl der Geschwülste genau ebenso wie die Organe ein recht begrenztes Wachstum zeigt". Diese Tatsache ist gewiß unbestreitbar, ebenso wie der Umstand, daß Tumoren oft Rückbildungserscheinungen aufweisen. So hebt ja auch Borst hervor, daß hinsichtlich

Dauer und Energie des Wachstums bei den einzelnen Geschwülsten große Verschiedenheiten bestehen, es spricht dies aber nicht gegen die Möglichkeit eines unbegrenzten Wachstums, das ja tatsächlich oft genug in Erscheinung tritt. Auch gegen die allgemeine Gültigkeit der anderen Eigenschaften, die gewöhnlich in der Definition der Blastome hervorgehoben werden, erhebt Albrecht Einwendungen, so gegen die Selbständigkeit und Unabhängigkeit ihres Wachstums (Autonomie), gegen ihre Unzweckmäßigkeit, gegen die Atypie ihrer Zellen usw.. Daß diese Kennzeichen der Geschwülste nicht immer nachweisbar sind, oft nur in geringem Grad entwickelt sind, ja in einzelnen Fällen wohl auch ganz fehlen können, unterliegt keinem Zweifel und wird von allen Untersuchern zugegeben, die sich mit dem Geschwulstproblem beschäftigt haben. So definiert Dürck die Blastome als „mehr oder weniger umschrieben auftretende, selbständig und ohne physiologischen Abschluß wachsende, überschüssige Gewebsbildungen, welche zu keiner Zeit ihres Bestehens funktionierende Bestandteile des Organismus darstellen und von Anfang an bei ihrem Wachstum aus dem funktionierenden Organverband heraustreten". Er fügt aber sofort hinzu, daß diese Definition zwar „den hauptsächlichen und charakteristischen Eigentümlichkeiten der echten Geschwulstbildungen gerecht zu werden sucht, im Einzelfall aber gewiß nicht in allen Punkten Geltung besitzt". — E. Albrecht erblickt in den Geschwülsten organartige Fehlbildungen, Organoide, und entfernt sich damit nicht sehr wesentlich von der Auffassung anderer Autoren, welche die Geschwülste als „mehr oder weniger stümperhafte Nachbildungen normaler Gewebe, Organe oder Organsysteme, ja manchmal eines ganzen Organismus" auffassen. (Borst.)

Diese Formulierung ist zwar eigentlich keine Definition des Geschwulstbegriffes, sie gibt aber Richtlinien, um blastomatöses Wachstum von den Gewebsneubildungen anderer Art zu trennen. Meist wird dies unter Berücksichtigung der angegebenen Gesichtspunkte auch gelingen, wobei besonders auf die Autonomie des Wachstums und die Atypie der Zellformen zu achten ist. Daß sich aber bei der Beurteilung der einschlägigen Verhältnisse nicht selten große Schwierigkeiten ergeben können, wurde schon erwähnt und durch einzelne Beispiele belegt, die sich noch beträchtlich vermehren lassen. So wurde die Prostatahypertrophie, wie der Name sagt, lange Zeit als Hypertrophie aufgefaßt, während sie heute als Adenombildung gedeutet wird. Dieselben Zweifel bestehen auch heute noch bezüglich mancher Formen von Strumen, mancher Hypophysen- und Nebennierengeschwülste, ganz besonders aber bezüglich vieler Systemerkrankungen des haematopoetischen Apparates. Die verschiedenen Formen der Leukämie werden von den meisten Untersuchern zu den Hyperplasien des lymphatischen, beziehungsweise myeloischen Gewebes, von anderen aber zu den Blastomen gezählt.

Von Wichtigkeit ist die Abgrenzung der Geschwülste gegenüber geschwulstähnlichen Mißbildungen. Allerdings stoßen wir hier, wie Schwalbe betont, auf die große Schwierigkeit, daß wir den Begriff Mißbildung ebensowenig befriedigend definieren können wie den Geschwulstbegriff. Halten wir uns an die eben besprochenen Richtlinien zur Umgrenzung der Blastome, so müssen wir alle jene geschwulstähnlichen Mißbildungen oder lokalen Fehlbildungen ausscheiden, welche ein autonomes Wachstum vermissen lassen. Es gilt dies für jene durch Weiterentwicklung unverbraucht liegengebliebener Gewebskeime entstandenen Bildungen, die nur ein hyperplastisches, nicht aber ein blastomatöses Wachstum aufweisen, z. B. manche Kiemengangsgeschwülste, Nabelgeschwülste, einen Teil der Adenomyome des Uterus, ferner in gleicher Weise für jene tumorähnlichen Gebilde, die durch Weiterentwicklung abgesprengter Gewebskeime entstehen, die sich aber doch durchaus „innerhalb der Grenzen eines Organulum halten“. Es können aber aus denselben Keimen durch selbständiges Wachstum größere, fortschreitende Bildungen, also wahre Geschwülste entstehen. Erstere sind nach E. Albrecht als Choristome von den entsprechenden echten Geschwülsten, den Choristoblastomen zu trennen. Ebenso ist zwischen Hamartomen, geschwulstähnlichen Fehlbildungen, die durch fehlerhafte Gewebsmischung entstanden sind (Adenofibrome des Nierenmarkes, interkanalikuläre Fibrome der Mamma usw.) und Hamartoblastomen zu unterscheiden. Die Choristome können denselben Bau und dieselbe Funktion wie jene Organe haben, von welchen sie in der Entwicklung abgetrennt wurden (z. B. Nebenmilz, accessorische Nebenniere usw.) und gleichsam Organome darstellen. Maßgebend für die Beurteilung ist auch hier das selbständige Wachstum.

Die gleiche Betrachtungsweise ist auch für die aus Bestandteilen aller drei Keimblätter sich zusammensetzenden Geschwülste, die Teratome oder Tridermome, anzuwenden, „die derart an der Grenze beider Gebiete (sc. Mißbildungen und Geschwülste) stehen, daß man sie mit fast demselben Recht dem einen wie dem andern zurechnen kann“ (Schwalbe). Dem Vorgang Askanazys folgend, werden heute zwei Gruppen von Teratomen unterschieden: ein Teratoma adultum oder coetaneum und ein Teratoma embryonale. Bei ersterem wachsen die dasselbe zusammensetzenden Gewebe mit ihrem Träger, ihre histologische Entwicklung, ihr Differenzierungszustand entspricht ungefähr dem Alter des Trägers, sie enthalten mehr oder weniger fertige Organe, die oft schon mit freiem Auge als solche erkennbar sind. Derartigen Bildungen fehlt das selbständige Wachstum, sie sind daher keine Blastome, sondern eher Mißbildungen per excessum und sind rudimentären Doppelbildungen gleichzusetzen, auch dann, wenn in ihnen nicht Derivate sämtlicher drei Keimblätter nachzuweisen sind, sondern eine Gewebsart einseitig zur Entwicklung gekommen ist. Es gilt dies z. B. von den bekannten Dermoidcysten des Ovar, in welchen vorwiegend die Gebilde der Haut, also Abkömmlinge des Ektoderm entwickelt sind, sehr häufig aber auch andere Gewebsarten zu reifer Entwicklung gelangen. Als Beispiel einseitiger Entwicklung einer Gewebsart wird gewöhnlich die bekannte Beobachtung Saxers zitiert, in welcher nur ein Zahn im Ovar gefunden wurde. — Diesen Teratomen steht die zweite Form, das Teratoma embryonale, gegenüber, das gleichfalls Derivate aller drei Keimblätter enthält, jedoch nicht in entwickelter Form, nicht in Form von ausgebildeten Organen, sonderen als ein Gewirr unreifer, embryonaler Gewebe (daher die Bezeichnung embryonale Teratome oder Tridermome), die später ein autonomes, oft sehr bösartiges Wachstum zeigen und demnach zu den echten Blastomen zu zählen sind.

II. KAPITEL.

ATYPIE DER GESCHWULSTZELLEN; MALIGNITÄT.

Wie bereits hervorgehoben, sind die Blastome nicht nur durch die Selbständigkeit, die Autonomie des Wachstums, sondern auch durch eine Atypie der Zellformen, durch mehr minder tiefgreifende Unterschiede derselben gegenüber den Zellen ihres Mutterbodens in morphologischer und funktioneller Hinsicht unterschieden. Daß alle Geschwülste von körpereigenen Zellen abstammen, bedarf heute wohl nicht mehr einer näheren Begründung. Die alte Anschauung, daß die Geschwülste körperfremde Gebilde seien, die sich wie Parasiten verhalten, bzw. daß die Geschwulstzellen selbst Parasiten darstellen (Adamkiewicz), hat heute vielleicht noch historisches Interesse, sonst aber jedenfalls keine

Bedeutung. Dasselbe gilt von den Arbeiten Kellings, der durch ausgedehnte und mühsame Untersuchungen den Nachweis erbringen wollte, daß die bösartigen Geschwülste, namentlich des Darmtraktes, aus embryonalen Zellen einer Tierart, meist von Hühnern, in seltenen Fällen auch von Schafen oder Schweinen, bestehen. Es war von vorneherein nicht zweifelhaft, daß all diese Mühe vergebens war und besser anderen Untersuchungen dienstbar gemacht worden wäre. An der Tatsache kann nicht gerüttelt werden, daß die Geschwülste von den Körperzellen ihres Trägers abstammen. Oft besteht zwischen Geschwulst- und Körperzelle in morphologischer und selbst in funktioneller Beziehung weitestgehende Übereinstimmung, indem selbst die feineren Zellstrukturen die gleichen sind, und indem unter Umständen Geschwulstzellen die gleichen Produkte zu liefern imstande sind (Schleim, Colloid, Galle) wie die Zellen ihres Mutterbodens, bzw. die gleiche Umwandlung wie diese eingehen (z. B. Verhornung). In solchen Fällen beschränkt sich die Atypie der Geschwulst oft nur auf Abweichungen in der Anordnung der einzelnen Elemente. Meist bestehen aber auch morphologische Unterschiede zwischen den Zellen der Geschwulst und jenen des Mutterbodens, die sich in Form, Größe und Färbbarkeit der ganzen Zelle oder namentlich ihres Kernes äußern. Je ausgereifter eine Geschwulst ist, desto mehr gleichen ihre Zellen dem betreffenden Muttergewebe, je unreifer eine Geschwulst ist, desto größer werden die Unterschiede in morphologischer und funktioneller Hinsicht. Es liegt nahe, daß bei schnellem, überstürztem Wachstum unfertige, unreife, weniger ausdifferenzierte Zellen gebildet werden, die weitgehende Unterschiede gegenüber dem Mutterboden darbieten. Diese Unterschiede der Geschwulstzellen, die also im wesentlichen in einem Verlust an spezifischer Differenzierung und in einer Zunahme der selbständigen Existenzfähigkeit bestehen, hat Hansemann als „Anaplasie“ bezeichnet. „Wenn man sagt, eine Zelle sei anaplastisch, so drückt man damit aus, daß sie weniger differenziert sei als ihre Mutterzelle und eine höhere selbständige Existenzfähigkeit besitze als diese.“

Ältere Autoren erblicken in diesem Verhalten der Geschwulstzellen eine Rückkehr zu einem embryonalen Stadium („zellulärer Atavismus“), Ribbert bezeichnete diese Rückkehr höher differenzierter Elemente auf eine frühere, einfachere Entwicklungsstufe ursprünglich als Rückbildung, später als Rückschlag. Eine Rückkehr reifer Zellen auf eine embryonale Entwicklungsstufe wird aber von Marchand und vielen anderen Autoren abgelehnt. Eine Gleichstellung der Geschwulstzellen mit embryonalen Zellen ist schon aus dem Grunde nicht angängig, da gerade das embryonale Gewebe die Tendenz zu fortschreitender, typischer Entwicklung und gesetzmäßiger Differenzierung in sich trägt, während für die Geschwulstzellen die atypische, vom Mutterboden mehr minder abweichende Entwicklung charakteristisch ist.

Viele Autoren erblicken in der Änderung, welche die Körperzelle bei dem Geschwulstwachstum erfährt, einen degenerativen Prozeß, da Ausreifung und Differenzierung der Gewebe in den Blastomen stets geringer sind als in den normalen Geweben. Es ist jedoch fraglich, ob die Anwendung des Begriffes Degeneration im gewöhnlichen Sinne des Wortes hier am Platze ist. Etwas anderes ist es, wenn man bei der Geschwulstbildung von einer „Entartung" der Zelle in dem Sinne spricht, daß die Geschwulstzellen durch Verlust gewisser Eigenschaften gleichsam aus der Art geschlagen sind (Marchand). Wir werden später noch einmal auf diese Frage zurückkommen müssen.

Jedenfalls kann man nach dem Grad dieser Zellveränderungen, nach dem Grad der Anaplasie (Beneke gebraucht auf Grund bestimmter Überlegungen die Bezeichnung Kataplasie) zwei Gruppen von Geschwülsten unterscheiden, solche mit größerer und solche mit geringerer Gewebsreife; erstere weisen nur geringe, letztere wesentliche Unterschiede gegenüber dem Mutterboden auf. Dementsprechend werden die ausgereiften Geschwülste auch als homoioplastische, homoiotypische oder homologe Blastome, die unausgereiften Geschwülste als heteroplastische, heterotypische oder heterologe Blastome bezeichnet. Klinisch wird gewöhnlich zwischen gutartigen oder benignen und bösartigen oder malignen Geschwülsten unterschieden. Letztere sind durch rasche Entwicklung, Neigung zu regressiven Metamorphosen, infiltratives Wachstum, Übergreifen auf fremde Texturen, schrankenloses Eindringen in die Umgebung, bzw. in die Nachbarorgane mit Zerstörung derselben, ferner durch Metastasenbildung und Auftreten von Rezidiven nach operativer Entfernung, histologisch vor allem durch beträchtliche Atypien charakterisiert. Es entsprechen mithin im allgemeinen die ausgereiften, homoioplastischen Geschwülste den sogenannten benignen, die unausgereiften, heteroplastischen Geschwülste den sogenannten malignen Tumoren, doch ist diese Übereinstimmung nicht vollständig. Überhaupt läßt sich nicht verkennen, daß die scharfe Trennung in gutartige und bösartige Tumoren, die dem Praktiker nahezu unentbehrlich ist, sich anatomisch kaum durchführen läßt, kennen wir doch zahlreiche histologisch gutartige Tumoren, welche manche Eigenschaften maligner Geschwülste aufweisen.

Eines der bekanntesten Beispiele bilden gewisse Kolloidstrumen der Schilddrüse, die histologisch den Befund eines gutartigen Kolloidkropfes darbieten und trotzdem zahlreiche Metastasen in verschiedenen Organen (Lunge, Lymphdrüsen, Knochen) setzen. Die erste einschlägige Beobachtung stammt von Cohnheim, seither wurden bereits mehrere gleiche Fälle (zuletzt ein Fall von Guth) mitgeteilt. Wenn diese Geschwülste als „maligne Adenome“ oder „Carcinome geringster Anaplasie“ (Hansemann) bezeichnet werden — auch in anderen Organen kommen derartige Adenome vor — so geschieht dies eben mit Rücksicht auf die Bildung von Metastasen, während die primäre Geschwulst nach dem gesamten anatomischen Befund zu den vollkommen gutartigen Geschwülsten gezählt werden müßte. Wiederholt wurden auch bei anderen histologisch gutartigen Geschwülsten, so bei Chondromen, Myomen, Fibromen, Myxomen, Angiomen, Lipomen Metastasen oder Recidivbildung beobachtet [1]). Auch Heterotopien von Epithelproliferationen sind kein sicheres Zeichen einer atypischen Tumorbildung. R. Meyer hat gezeigt, daß durch entzündliche Prozesse Epithelien im weiblichen Genitale verlagert werden und proliferieren können, ohne daß ein Blastom entsteht. Dasselbe findet sich auch in anderen Organen, worauf namentlich Lubarsch hingewiesen hat. Im Magen und Darmkanal sowie in der Gallenblase kommt es im Anschluß an chronische Entzündungen oft zu beträchtlichem Tiefenwachstum des Epithels, das bis in die Muscularis, ja knapp unter die Serosa vordringen kann (vgl. später). Ebenso kennen wir beträchtliche Epithelproliferationen der äußeren Haut und der Schleimhäute in der Umgebung tuberkulöser und syphilitischer Herde, die ein blastomatöses Wachstum vortäuschen können, während tatsächlich keine Tumorenentwicklung vorliegt. Lubarsch konnte ferner zeigen, daß durch stärkere Blutungen mit Eröffnung von Gefäßen intravaskuläre Heterotopien von Epithel ohne Tumorenentwicklung zustande kommen können.

Als histologische Kennzeichen der Malignität werden gewöhnlich Atypien der Kernform und Kerngröße, pluripolare, bzw.

[1]) Überdies ergibt sich ein gewisser Widerspruch zu der Bezeichnung „gutartige“ Tumoren aus dem Umstand, daß solche Geschwülste bei entsprechendem Sitz (ebenso wie andere pathologische Bildungen gleicher Lokalisation) dem Organismus sehr schädlich werden, ja den Tod zur Folge haben können (z. B. Gliome des Gehirnes u. a. m.).

asymmetrische Mitosen, großer Zellreichtum und Zellmannigfaltigkeit usw. betrachtet, kurz alle jene Eigenschaften der Tumorzellen, die Hansemann unter dem Namen Anaplasie zusammenfaßte. Hansemann hat ursprünglich namentlich auf die asymmetrische Kernteilung durch Verlust von Chromosomen besonderes Gewicht gelegt und hierin die Ursache der Anaplasie sehen wollen. Diese Anschauung erwies sich als irrig und Hansemann selbst gab zu, daß Degeneration und Verlust einzelner Chromosomen nicht notwendig zur Entstehung maligner Tumoren führen müssen. Wir wissen heute, daß asymmetrische oder pluripolare Mitosen wie auch die übrigen eben aufgezählten Zellatypien unter Umständen bei verschiedenen pathologischen Prozessen, wenn auch gewiß nicht so häufig wie bei Blastomen und speziell bei malignen Blastomen, auftreten können. All diese Zelländerungen sind also kein spezifisches oder charakteristisches Kennzeichen maligner Tumoren, wenngleich sie bei diesen besonders ausgesprochen sind und Zellreichtum und Zellmannigfaltigkeit einer Geschwulst im allgemeinen um so größer sind, je bösartiger sie ist. Es ist jedoch die Frage, ob diese Eigenschaften in ursächlichem Zusammenhang mit der Malignität des Tumors stehen, d. h. ob die Anaplasie der Zellen im Sinne Hansemanns die Voraussetzung malignen Wachstums, oder, wie Lubarsch nachdrücklich hervorhebt, nur den Ausdruck der Wachstumsgeschwindigkeit der Geschwulst darstellt. Ribbert definiert das maligne Wachstum als stärkeres, lebhafteres Wachstum, und ebenso sagt Lubarsch: „Je überstürzter das Wachstum ist, je rascher eine Zellgeneration auf die andere folgt, um so unausgebildeter werden die Zellen sein, umso mannigfaltiger auch ihre Zell- und Kernformen.“ Geht das Wachstum nicht überstürzt vor sich, so können auch in bösartigen Geschwülsten die Zeichen stärkerer Anaplasie fehlen, die Tumorzellen mehr oder weniger ausgereift sein. Tatsächlich scheint vieles dafür zu sprechen, daß Anaplasie nicht die Ursache, sondern die Folge der Malignität oder besser des überstürzten Wachstums ist. Ebensowenig wie wir absolute Merkmale einer Geschwulstzelle anzugeben in der Lage sind, ebensowenig vermögen wir sichere Kennzeichen der Malignität an der einzelnen Zelle festzustellen. „Die Zellen gutartiger und bösartiger Tumoren sind nicht prinzipiell voneinander geschieden. Malignität und Benignität sind nur Wachstumserscheinungen. Es gibt keine bösartigen Zellen“ (Ribbert).

Eine Reihe von Autoren hoffte durch Untersuchung des chemischen und funktionellen Verhaltens der Geschwulstzelle Einblick in das Wesen der Malignität zu gewinnen. Die Untersuchungen von Blumenthal und Wolff und ebenso von Neuberg führten zu dem Ergebnis, daß, während das Ferment normaler Gewebszellen nur das eigene Eiweiß abzubauen vermag, das in den Krebszellen vorhandene Ferment auch außerdem die Eiweißkörper der übrigen Zellen abzubauen imstande ist.[1]) Durch diese Heterolyse der Krebsfermente glaubt Blumenthal das infiltrative Wachstum des Carcinoms und die Krebskachexie erklären zu können; bei der Umwandlung einer normalen Epithelzelle zur Krebszelle (?) handle es sich daher im wesentlichen um eine chemische Abartung. In diesem Zusammenhang sei auch auf die Untersuchungen Abderhaldens hingewiesen, denen zufolge Krebszellen in manchen Fällen Fermente produzieren, die bestimmte Verbindungen in anderer Weise abbauen als es die Fermente normaler Gewebe tun, ferner auf die Befunde von Petry, denen zufolge ein im Krebsgewebe vorhandenes autolytisches Ferment Krebseiweiß besonders schnell und intensiv zum Abbau bringt. Kepinow konnte jedoch die Befunde von Blumenthal und Wolff und von Neuberg nicht bestätigen, und auch Hess und Saxl fanden keine Vermehrung des postmortalen Eiweißabbaues durch Carcinom, vielmehr verhielt dieses sich nach ihren Untersuchungen im Gegensatz zu Blumenthal und Wolff und Neuberg hinsichtlich Heterolyse wie normales Gewebe.

Von besonderem Interesse sind die einschlägigen Untersuchungen von Freund und Kaminer, da ihre Ergebnisse praktische Verwertung für die Geschwulstdiagnose gefunden haben und auch zur Erklärung der Carcinomentstehung herangezogen werden. Freund und Kaminer fanden, daß das Serum carcinomfreier Individuen imstande ist, Carcinomzellen zu zerstören, während das Serum carcinomatöser Individuen Carcinomzellen nicht zerstört. Organzellen carcinomfreier und carcinomatöser Individuen werden von beiden Seris nicht angegriffen. Die von Freund und Kaminer angewendete Untersuchungstechnik ist im wesentlichen die folgende:

Die möglichst wenig zerfallenen oder verfetteten Teile des Carcinoms (Sektionsmaterial ist vorzuziehen) werden grob zerkleinert und nach und nach mit der zehnfachen Menge einer Lösung von 0·6% Kochsalzlösung und 1% saurem phosphorsaurem Natron durch ein grobmaschiges Tuch oder eine mehrfache Lage von Gaze unter leichtem Quetschen durchgepreßt. Die hiebei durch das Tuch tretende trübe Flüssigkeit enthält das ganze Zellmaterial. Man kann diese Zellen durch mehrstündiges Absetzen oder vorsichtiges Zentrifugieren und mehrfaches Waschen mit der

[1]) Eine zusammenfassende Darstellung der fermentativen Vorgänge im Krebsgewebe vgl. bei Paltauf.

gleichen Lösung gewinnen und bei zirka 0 Grad längere Zeit aufheben. Zur Ausführung des Versuches wird zu 10 Tropfen Serum, die mit einem Tropfen 0·5% Fluornatriumlösung versetzt wurden, ein Tropfen der Zellaufschüttelung gegeben und von dieser Mischung ein Tröpfchen im Blutzählapparat von Thoma-Zeiss ausgezählt. Die Zellaufschüttelung wird so gewählt, daß zirka 10 bis 20 Zellen in einem großen Feld des Thoma-Zeissschen Apparats zu zählen sind. Die Mischungen werden unter gutem Verschluß in kleinen Eprouvetten 24 Stunden im Thermostaten aufbewahrt und dann wieder ausgezählt.

Eine zweite Reaktion besteht darin, daß das Serum carcinomatöser Individuen in Carcinomextrakten spezifische Trübungen hervorruft, die sowohl durch normales Serum wie durch Ätherextrakte von Pferdeserum aufhellbar sind. (Die Versuchstechnik, vgl. Wiener klin. Wochenschrift 1911, pag. 1759.) Mit Hilfe dieser Reaktionen erhielten Freund und Kaminer unter 113 untersuchten Fällen nur 12% Fehldiagnosen. Die Erklärung des verschiedenen Verhaltens des Serums carcinomfreier und carcinomatöser Individuen gegenüber Krebszellen liegt nach den Untersuchungen Freunds und Kaminers darin, daß ersteres eine ätherlösliche Substanz, eine organische Fettsäureverbindung, enthält, welche Carcinomzellen zu zerstören vermag („Normalsäure") und als Schutzsubstanz der normalen Zellen anzusehen ist. Carcinomserum und Carcinomgewebe besitzen diese Normalsäure nicht, sondern enthalten eine ungesättigte Fettsäureverbindung („Carcinomsäure"), welche zur Schutzsubstanz der Carcinomzellen wird. Setzt man diese Substanz Carcinomzellen zu, so schützt man dieselben gegen die auflösende Wirkung normalen Serums („Schutzreaktion"). Freund und Kaminer erblicken in diesem Verhalten des Carcinomserums den Ausdruck einer Allgemeindisposition für Carcinom, umso mehr, als die Schutzreaktion auch nach Radikaloperation eines Carcinoms bei jahrelanger Recidivfreiheit erhalten bleibt. Weitere Untersuchungen zeigten, daß das Filtrat des Darminhalts an Carcinom erkrankter Personen (gleichgültig ob der Tumor im Darmtrakt sitzt oder nicht) mit Carcinomextrakten eine Trübung gibt, während Filtrate des Darminhaltes normaler Personen diese Trübung nicht geben.

Die praktische Verwertbarkeit der Freund-Kaminerschen Reaktion hat mehrfache Nachprüfung erfahren. So erhielten Ranzi und Amiradzibi 75% richtige Diagnosen, Arzt und Kerl bei Geschwülsten 83% richtige, 17% unrichtige Diagnosen, bei nichtcarcinomatösen 87·5% richtige, 12·5% unrichtige Diagnosen, Stämmer 80% richtige Diagnosen. Kraus und Graff fanden, daß das menschliche Nabelblutserum Carcinomzellen nicht auflöst, sich also konstant wie Carcinomserum verhält. Bei malignen Tumoren erhielten Kraus, Graff und Ranzi 71·4% richtige, 25% unrichtige Diagnosen, bei anderen Erkrankungen und bei gutartigen Geschwülsten 61·2% richtige, 15·5% unrichtige Diagnosen; 2·3% der Fälle lösten die Zellen teilweise auf. Ishiwara untersuchte die Reaktion bei den mit dem Lewinschen Sarkom geimpften Ratten und fand, daß sie auch bei bestehendem Tumor fehlen könne. Im allgemeinen trat sie auf, wenn der Tumor ungefähr 30 Tage alt war. Nach Exstirpation der Geschwulst besitzt das Serum das gleiche Abbauvermögen gegenüber den Sarkomzellen, wie das Serum normaler Tiere. Frankenthal hält die Reaktion weder für konstant noch für spezifisch. Koritschoner und Morgenstern suchten die Freund-Kaminersche Untersuchungsmethode dadurch exakter zu gestalten, daß sie an Stelle der Zellzählung in der Thoma-Zeissschen Zählkammer die Untersuchung des Serums mit Hilfe des Eintauchrefraktrometers setzten. Löst das Serum Zellen auf, so müssen Stoffe in Lösung gehen und dadurch der Brechungsindex des betreffenden Serums erhöht werden. (Näheres vgl. im Original.) Mit dieser Methode erhielten Koritschoner und Morgenstern nahezu 100% positive Resultate (unter 38 Carcinomseris nur einmal Abbau von Carcinomzellen). Nather und Orator bedienten sich der gleichen Methode und führten auch eine Reihe von Kontrolluntersuchungen aus. Von 22 Carcinomfällen ergaben 16 ein positives Resultat, während in 6 Fällen sich das Serum wie bei carcinomfreien Patienten verhielt. Es ergab sich aber des weiteren, daß bei nicht carcinomatösen Personen jenseits des 45. Lebensjahres das Serum sich in etwa 78% der Fälle verhielt wie das Serum carcinomatöser Personen, d. h. Krebszellen nicht auflöste. Nun hat schon früher Kaminer angegeben, daß die Auflösungsfähigkeit des Serums carcinomfreier Individuen mit zunehmendem Alter abnimmt. Das Serum von Kindern von 1 bis 14 Jahren löst 16 bis 4mal stärker als das Serum Erwachsener; im höheren Greisenalter sinkt die Zerstörungsfähigkeit unter die Norm, das Serum zerstört zwar noch Carcinomzellen, verliert aber diese Fähigkeit, wenn man es auf die Hälfte verdünnt. Nathers und Orators Befunde gehen, wie ersichtlich, weit darüber hinaus, in ihrer Schlußfolgerung nähern sie sich aber dem Standpunkt Freunds und Kaminers, indem sie die Reaktion als Ausdruck einer Krebsdisposition ansehen.

Wie immer die praktische Verwertbarkeit der Freund-Kaminerschen Reaktion für die Krebsdiagnose bewertet werden mag, jedenfalls sind die bisher erhobenen Befunde von großem Interesse, da sie eine der Tumorenentwicklung zugrunde liegende oder vielleicht während derselben einsetzende „Umstimmung" des Organismus anzuzeigen scheinen. Wesentliche Unterschiede im chemischen Verhalten der Zellen maligner Tumoren gegenüber jenem der Körperzellen — und damit kehren wir zu dem Ausgangspunkt dieser Betrachtung zurück — wurden aber auch durch diese Untersuchungen nicht nachgewiesen.

Wie verhält es sich nun mit der Funktion der Geschwulstzellen? Hansemann bezeichnete als Funktion der Zellen: 1. Sekretion, 2. Geotropismus (d. h. die Fähigkeit mancher Zellarten, sich an bestimmte Flächen usw. anzulehnen und ihnen entlang zu wachsen), 3. Bewegung, 4. Phagozytose und 5. die Fähigkeit, gewisse Umwandlungen wie Verhornung, Verfettung usw. einzugehen. Alle diese Funktionen können bei Geschwulstzellen unter Umständen erhalten sein (je nach dem Grad ihrer Anaplasie in höherem oder geringerem Maße), können aber bisweilen auch nur angedeutet sein oder auch ganz fehlen. Daß Geschwulstzellen die gleichen Sekrete liefern können, wie ihre Mutterzellen, ist bekannt. Es gibt primäre Lebercarcinome, deren Zellen (auch in den Metastasen) Galle produzieren, Schilddrüsencarcinome, die Kolloid bilden; bei Pankreascarcinomen kommt es nicht zur Entwicklung eines Diabetes, bei Nebennierentumoren nicht zum Morbus Addison, bei Schilddrüsencarcinomen nicht zum Basedow usw.. Es sei in diesem Zusammenhang an die oft zitierte Beobachtung Eiselsbergs erinnert, in welcher nach Exstirpation einer malignen Struma Kachexie auftrat, die aber nach Entwicklung einer Metastase verschwand. Als letztere entfernt wurde, trat die Kachexie wieder auf. Diese und analoge Beobachtungen zeigen also, daß auch die Zellen maligner Tumoren die gleichen Sekrete liefern können, wie die entsprechenden normalen Körperzellen. Auch die sonstigen eben aufgezählten Eigenschaften normaler Körperzellen kommen unter Umständen bei Tumorzellen vor, wie ganz besonders Verhornung, Verfettung, Verschleimung usw..

Alles in allem muß also gesagt werden, daß prinzipielle Differenzen zwischen Geschwulst- und Körperzellen weder in morphologischer noch in chemischer oder funktioneller Beziehung bestehen, daß vielmehr im wesentlichen nur quantitative Unterschiede nachweisbar sind. Es gibt keine Eigenschaft, welche die einzelne Zelle zur Tumorzelle stempeln und als solche kenntlich machen, bzw. der einzelnen Tumorzelle den Stempel der Malignität aufdrücken würde.

Aus dieser Tatsache erklärt sich, warum in manchen Fällen die mikroskopische Geschwulstdiagnose so schwierig sein kann. Jedenfalls kann nicht genug davor gewarnt werden, aus den Eigenschaften einzelner Zellen eine Tumordiagnose machen oder auf „Beginn der Tumorentwicklung“ oder Übergang von normalem Gewebe in Geschwulstgewebe, bezw. auf den Übergang gutartiger Bildungen in maligne Tumoren schließen zu wollen.

III. KAPITEL.

EINTEILUNG UND NOMENKLATUR DER GESCHWÜLSTE.

Für die Einteilung der Geschwülste könnten verschiedene Gesichtspunkte in Betracht kommen, aber schon Virchow betont, daß wir „unglücklicherweise weder durch die Chemie noch durch die Physiologie Anhaltspunkte haben" und daher von einer „anatomisch-genetischen" Grundlage ausgehen müssen. Dieser Standpunkt ist auch heute noch maßgebend. Allerdings hat Hansemann darauf hingewiesen, daß wir nur bei wenigen Tumoren imstande sind, ihre Histogenese mit einiger Sicherheit zu erschließen, und hat deshalb einzig das morphologische Einteilungsprinzip als praktisch durchführbar bezeichnet. Wenn auch gewiß zugegeben werden muß, daß die Beurteilung der Histogenese eines Tumors oft sehr schwierig ist, so wird man trotzdem, wo irgend möglich, die histogenetische Ableitung versuchen und die Einteilung der Geschwülste gemeinsam nach morphologischen und histogenetischen Gesichtspunkten vornehmen. Dementsprechend werden heute allgemein drei Hauptgruppen von Tumoren unterschieden: 1. Geschwülste, die aus Bindesubstanzen bestehen, bezw. sich von solchen ableiten, Bindesubstanztumoren oder histioide Tumoren[1]), 2. epitheliale Tumoren, an deren Aufbau aber teilweise auch Bindegewebe (in gleicher Weise, wie an der Zusammensetzung der Haut und Schleimhäute) beteiligt ist (fibroepitheliale Tumoren) und 3. Mischgeschwülste, in welchen mehrere Gewebsarten selbständiges, blastomatöses Wachstum aufweisen. Zur ersten Gruppe werden nicht nur die Geschwülste der Bindesubstanzen im engeren Sinne, also Fibrome, Lipome, Myxome, Chondrome und Osteome, sondern auch die Geschwülste des Muskel-, Nerven- und Gefäßgewebes, also die Myome, Gliome, Neurome und Angiome gerechnet. Zu der zweiten Gruppe gehören die Geschwülste des Oberflächen- und Drüsen-

[1]) In dieser Einteilung soll also das Wort „histioid" vorwiegend die Histogenese der Geschwulst zum Ausdruck bringen, während Virchow mit dieser Bezeichnung einen anderen Sinn verband. Er unterschied zwischen Geschwülsten, die nur aus einer einzigen Gewebsart, nur aus Parenchym, bestehen sollen — histioide Tumoren — und solchen, bei welchen eine deutliche Trennung zwischen einem spezifischen Parenchym und einem unspezifischen Stroma besteht — organoide Tumoren. Wir wissen aber heute, daß alle Geschwülste Parenchym und Stroma haben, wenn auch bei den Bindesubstanzgeschwülsten das Stroma stark zurücktritt, bezw. vom Geschwulstparenchym nicht scharf geschieden ist, da es der gleichen Gewebsart angehört wie dieses (monoblastische Geschwülste Polak-Daniels). Obwohl also die Bezeichnung „histioide Tumoren" heute eine andere Bedeutung hat, so umfaßt sie doch im wesentlichen dieselben Geschwülste wie in der Einteilung Virchows. Allerdings gibt es manche Tumoren, namentlich unter den Sarkomen, die im Sinne der heutigen morphologisch-histogenetischen Einteilung zu den histioiden (Bindesubstanz-) Geschwülsten gezählt werden, obwohl sie einen ausgesprochen organoiden Bau (im Sinne Virchows) haben.

epithels, also die Papillome, Adenome und Kystome, während die Gruppe der Mischgeschwülste recht verschiedene, oft sehr kompliziert gebaute Tumoren mannigfacher Art umfaßt. In jeder dieser Gruppen können, wie eben ausgeführt, je nach dem Grad der Gewebsreife ausgereifte und unausgereifte Formen unterschieden werden. Die unausgereiften histoiden Tumoren werden als Sarkome, die unausgereiften epithelialen Tumoren als Carcinome bezeichnet. Eine stark umstrittene Stellung nehmen jene Geschwülste ein, die von den Deckzellen der Meningen, der Pleura und des Peritoneums oder von der inneren Auskleidung der Blut- und Lymphgefäße ausgehen und dementsprechend als Endotheliome bezeichnet werden. Da die Anschauungen darüber, welche Zellen als Endothelien aufgefaßt werden dürfen, weit auseinandergehen, ist die Umgrenzung des Endothelioms sehr schwierig. Entsprechend den Eigenschaften der Mutterzellen zeigt ein Teil der hiehergehörigen Geschwülste Übergänge zu den epithelialen Tumoren, ein anderer Teil zu den histioiden Tumoren, und so werden Geschwülste, die von einer Reihe von Autoren zu den Endotheliomen gezählt werden, von anderen teils zu den Carcinomen, teils zu den Sarkomen, bzw. Angiosarkomen gerechnet. Nach Ribbert „bleibt jedenfalls nicht viel übrig, was den Namen Endotheliom verdient oder was zur Zeit noch vorläufig in Ermanglung einer besseren Deutung so bezeichnet werden dürfte“. Umgekehrt möchte Borst an dem Namen Endotheliom unbedingt festhalten, da die Endothelien eine ganz eigenartige Zellart darstellen. Er hält es daher „für durchaus geboten, auch die Geschwülste, die von dieser besonderen Zellart ausgehen, besonders zu benennen und dadurch von den anderen großen Geschwulstgruppen abzutrennen“. Im allgemeinen mehren sich aber heute die Stimmen, die — wohl mit Recht — zur Vorsicht bei der Diagnose „Endotheliom“ mahnen (vgl. neuerdings R. Meyer), wenn auch ziemlich allgemein zugegeben wird, daß diese Bezeichnung für manche Fälle nicht zu entbehren ist.

Ähnlich wie mit den Endotheliomen verhält es sich mit den Peritheliomen, einer Geschwulstform, die von Zellen abgeleitet wird, die der Außenfläche der Capillarwand direkt aufsitzen. Geschwülste perithelialen Baues können gelegentlich in verschiedenen Organen vorkommen, vorzugsweise werden aber Tumoren der Nebenniere und der Glandula intercarotica zu den Peritheliomen gerechnet. Ribbert hält allerdings die Existenz von Peritheliomen für „höchst fragwürdig“.

Für eine Anzahl von Geschwülsten besonderer Abkunft, deren Einreihung in die bisher besprochenen Tumorarten Schwierigkeiten bereitet, sind besondere Bezeichnungen gebräuchlich. So werden jene eigenartigen Placentatumoren, die früher maligne Deciduome genannt wurden, nunmehr, seit Marchand ihre Abstammung vom foetalen Zottenepithel erwiesen hat, als maligne Chorionepitheliome bezeichnet. Gewisse Geschwülste der Kiefer, deren Abstammung vom Schmelzorgan sichergestellt ist, führen dementsprechend den Namen Adamantinome. Jene eben erwähnten Tumoren perithelialen Baues der Nebenniere sowie gleichgebaute Geschwülste der Niere werden, soweit für letztere die Abstammung von Nebennierenkeimen anerkannt wird, als Hypernephrome oder unpräjudizierlich als Grawitz-Tumoren bezeichnet. Die dunkelpigmentierten Geschwülste, für welche allgemein die Bezeichnung Melanome, bzw. Melanosarkome gebräuchlich war, werden in neuerer Zeit vielfach im Anschluß an Ribbert von den Pigmentzellen, den Chromatophoren, abgeleitet und dann Chromatophorome genannt (wobei es allerdings dahingestellt bleiben mag, ob diese Ableitung tatsächlich für alle Geschwülste dieser Gruppe zutrifft). Als Chordome werden kleine, meist kaum erbsen-, doch auch kirschengroße Geschwülstchen an der Schädelbasis bezeichnet, die in typischer Weise mit einem dünnen Stiel an der Fuge zwischen Körper des Keilbeines und Hinterhauptbein angeheftet sind. Sie stellen offenbar eine geschwulstförmige Wucherung eines Restes der Chorda dorsalis dar und sind daher eigentlich — wenigstens in ihrer Mehrzahl — nicht zu den Blastomen, sondern zu den Choristomen zu zählen. In sehr seltenen Fällen können sie maligne Geschwülste bilden (Lit. bei Peters, Mathias.). Vieldeutig ist die Bezeichnung Cholesteatom (Perlgeschwulst), das durch einen blättrigen Bau und eine Zusammensetzung aus perlmutterartig glänzenden, weißen, konzentrisch geschichteten Massen charakterisiert ist. Die typischen Cholesteatome finden sich in der Schädelhöhle an der Hirnbasis, bisweilen auch in die Hirnsubstanz eingebettet, und erreichen manchmal beträchtliche Größe. Sie werden seit Bostroem auf verlagerte Epidermiskeime zurückgeführt und dementsprechend als Epidermoide bezeichnet. (Das Epidermoid unterscheidet sich von dem Dermoid dadurch, daß es aus einem Epidermiskeim ohne Anhangsgebilde (Drüsen und Haare) hervorgeht, daher nur aus Epithelzellen besteht, die größtenteils verhornt sind, während das Dermoid sich von einem vollständigen Hautkeim ableitet und daher immer auch Drüsen und Haarbälge enthält). Die so häufigen Cholesteatome des Ohres gehören wohl in ihrer überwiegenden Mehrzahl nicht zu den echten Geschwülsten, sondern stellen das Produkt einer chronischen Entzündung dar.

Auch gewisse auffällige regressive Veränderungen des Geschwulstparenchyms waren Veranlassung für eine besondere Benennung. So werden als Cylindrome (Billroth) Tumoren bezeichnet, die reichlich homogene, glasige, hyaline Massen in Form von Kugeln und zylindrischen Säulen enthalten. Es ist kein Zweifel, daß es sich hier nicht um eine einheitliche Geschwulstform handelt, sondern daß ganz verschiedenartige Tumoren das Bild des Cylindroms darbieten können. So können gewisse Carcinome der Haut (Krompechers Basalzellenkrebse oder „Basaliome") das Bild des Cylindroms darbieten (Cylindroma epitheliale cutaneum); dasselbe gilt von manchen Mischgeschwülsten der Parotis und von anderen Tumoren, so daß man besser von einem Carcinoma, bzw. Sarcoma oder Endothelioma cylindromatosum sprechen sollte. Auch die Genese der cylindromatösen Massen ist sicherlich nicht einheitlich, indem es sich teils um Umwandlung des Epithels (Sekret?), teils des Stroma handelt.

Als Psammome (Virchow) im engeren Sinne werden Geschwülste der Dura mater (Endotheliome) bezeichnet, die reich an kugeligen, oft eine deutlich konzentrische Schichtung aufweisenden Konkrementen sind. Vielfach werden auch andere Geschwülste, die solche Konkremente in größerer Zahl enthalten, Psammome genannt, so daß man Psammocarcinome, Psammosarkome usw. unterscheiden muß.

Mit vorstehender Aufzählung ist aber die Nomenklatur der Geschwülste lange nicht erschöpft, da andauernd neue Geschwulstbezeichnungen vorgeschlagen werden. „Wenn irgendein Untersucher eine Geschwulst beobachtet, die ihm nicht vollständig mit schon bekannten Geschwülsten übereinzustimmen scheint, ja oft nur in ganz nebensächlichen Erscheinungen von bekannten Geschwülsten abweicht, so pflegt er sofort einen neuen Namen dafür zu erfinden" (Hansemann). Mit Vorliebe werden für charakteristische Geschwülste der einzelnen Organe durch Anhängung der Silbe „om" an den Namen des Organs neue Geschwulstbezeichnungen geprägt (z. B. Cerebrom, Pneumom, Hepatom, Nephrom usw.)[1]). Die Verwirrung in der Nomenklatur wird ferner dadurch gesteigert, daß auch die üblichen Geschwulstbezeichnungen in verschiedener Weise angewendet werden. So wird z. B. unter Adenocarcinom ein Zylinderzellenkrebs mit der Bildung von Drüsenschläuchen

[1]) Der Brauch, mit Hilfe der Silbe „om" Geschwulstnamen zu bilden, ist schon recht alt. So schlug Heschl schon im Jahre 1878 in einem Aufsatz „Zur Systematik der Geschwülste" die Bezeichnungen Diktyom für Geschwülste vom Bau des retikulären Bindegewebes und Atraktom für Spindelzellengeschwülste vor.

verstanden, während Borst es für richtiger hält, diese Bezeichnung für eine Kombination von Adenom und Carcinom anzuwenden, die gemeinte Krebsform aber als Carcinoma adenomatosum zu bezeichnen. Unter dem Namen Carcinosarkom wird das eine Mal eine Kombination von Carcinom und Sarkom, das andere Mal ein Carcinom mit sarkomatösem Stroma verstanden; letztere Geschwulst wird oft auch als Carcinoma sarkomatodes bezeichnet. Borst möchte diesen Namen für sarkomartig wachsende Carcinome angewendet wissen, während er die Kombination von Carcinom und Sarkom als Carcino-Sarkoma, das Carcinom mit sarkomatösem Stroma als Carcinosarkom (ohne Bindestrich) bezeichnen möchte (vgl. Ziegler, auch Simmonds). Zweifellos wäre eine einheitliche Regelung der Nomenklatur auf dem Gebiet der Tumoren dringend notwendig.

IV. KAPITEL.

METASTASENBILDUNG.

Unter den Eigenschaften unausgereifter, sogenannter maligner Tumoren wurde früher die Fähigkeit genannt, Metastasen, also sekundäre, mit dem primären Tumor nicht in Zusammenhang stehende Geschwülste gleichen Baues, an anderen Körperstellen zu bilden. Es wurde jedoch schon darauf hingewiesen, daß auch ausgereifte, benigne Geschwülste gelegentlich Metastasen bilden. Am häufigsten entstehen solche dadurch, daß Geschwulstteilchen, bzw. einzelne Geschwulstzellen in die Lymph- oder Blutbahn gelangen und nun in näher (lokale, regionäre Metastasen) oder entfernter gelegene Organe verschleppt werden und hier weiterwachsen. In anderen Fällen kommen Metastasen dadurch zustande, daß Geschwulstzellen auf die Oberfläche einer Schleimhaut oder serösen Haut gelangen, hier haften bleiben und sich weiter entwickeln (Implantations-, bzw. Kontaktmetastasen). Endlich können auch durch direktes Übergreifen eines Tumors auf ein Nachbarorgan Metastasen in demselben entstehen. Erfahrungsgemäß breiten sich Carcinome vorwiegend auf dem Lymphwege, auch retrograd (Recklinghausen), Sarkome vorwiegend auf dem Blutwege aus. (Über die Verbreitung maligner Tumoren vgl. Goldmann.) Daher finden wir bei ersteren so überaus häufig Metastasen in den regionären, oft auch in entfernteren Lymphdrüsen, während solche bei Sarkomen fehlen oder nur in geringem Grade entwickelt sein können. Umgekehrt finden wir bei Sarkomen weit häufiger als bei Carcinomen multiple Metastasen in den Lungen. Auch die malignen Hypernephrome (Grawitztumoren) der Niere und Nebenniere neigen zum Einbruch in die Blutbahn (Venen) und führen so zu ausgebreiteter Metastasenbildung. Bei Fortpflanzung auf dem Lymphwege können auch Metastasen in der Wand größerer Lymphgefäße, auch des Ductus thoracicus, entstehen, die das Lumen derselben vollständig verlegen und Quelle weiterer Metastasen abgeben können. Bisweilen erscheinen die kleinen und kleinsten Lymphgefäße vollständig von Tumormassen ausgefüllt so daß sie wie an einem Injektionspräparat hervortreten und ein zierliches Netzwerk weißer Stränge mit unzähligen knötchenförmigen Anschwellungen darstellen. Diese Veränderung, Lymphangoitis carcinomatosa, ist namentlich an den Lymphgefäßen der Pleura und des Peritoneums sowie auch der Lungen nicht so selten anzutreffen; besonders Magencarcinome bei jugendlichen Personen zeigen häufig diese Art der Ausbreitung. Bei Metastasierung auf dem Blutweg können auch größere Geschwulstteilchen in Gefäßen stecken bleiben und Geschwulstemboli bilden. Bei Einbruch in den Kreislauf, ganz besonders bei Entwicklung von Metastasen im linken Ventrikel des Herzens, kann es zu einer Aussaat von Geschwulstkeimen im ganzen Körper, zu einer generalisierten Metastasenbildung, bisweilen von imponierender Mächtigkeit kommen. So fand Verfasser bei einem Falle von Carcinom des rechten Oberlappenbronchus, das in die benachbarte Vena pulmonalis eingebrochen war, eine umfängliche, in die Höhle des linken Ventrikels sich vorwölbende Metastase der Herzwand und zahllose Metastasen in der Haut, in den Knochen, in den Lungen, im Epicard, in der Trachea, in der Schilddrüse, in den Nieren und Nebennieren. (Vgl. Kantorowitz, Lippmann: akute hämatogene Carcinose.)

Von Wichtigkeit ist nun, daß nicht alle in die Blutbahn eingeschwemmten Tumorzellen auch tatsächlich zur Entstehung von Metastasen führen. So konnte namentlich M. B. Schmidt bei seinen Studien über die Verbreitungswege der Carcinome den Nachweis führen, daß man in den kleinen Lungenarterien häufig Krebszellen in fibrösen Thromben eingeschlossen findet, die hier in großem Umfange zugrunde gehen. Nur ein kleiner Teil der eingeschleppten Krebszellen erzeugt tatsächlich metastatische Geschwülste. Ebenso konnte neuerdings Stern zeigen, daß in der Lunge Carcinomzellen häufig abgefangen werden, während nur in etwa der Hälfte der Fälle die Lunge selbst vom Carcinom ergriffen wird. Dabei tritt Metastasenbildung in den Lymphräumen auf, ohne daß makroskopisch sichtbare Tumoren entstehen. Lubarsch stellt sich vor, daß die zunächst in den Lymphknoten ankommenden Epithelien zugrunde gehen, und daß dabei Toxine freiwerden, die den Boden vorbereiten, so daß allenfalls später eingeschwemmte Zellen zu Metastasen auswachsen können. Die Metastasenbildung wäre also als eine Art von Autointoxikation aufzufassen.

Eine analoge Vorstellung entwickelt Ribbert. Er meint, daß die einzelnen Organe, solange sie normal sind, den in sie hineingelangenden Tumorzellen einen derartigen Widerstand entgegensetzen, daß ein Einwachsen nicht möglich ist. „Erst wenn sie durch die von den primären Neubildungen ausgehenden schädlichen Einflüsse in ihrer Lebensenergie herabgesetzt sind, können die Tumorzellen leben und proliferieren." Borst meint, daß die Säfte des Körpers nicht nur gegen Bakterien, sondern auch gegen eingeschleppte Zellen gewisse Schutzkräfte aufzubringen vermögen. Es muß also erst eine gewisse „Dyskrasie" der Säfte eingetreten sein, ehe sich verschleppte Geschwulstzellen zu behaupten vermögen.

Die gleiche Auffassung vertritt Paltauf. Er weist darauf hin, daß sich bei beginnenden Carcinomen eine Zellinfiltration im Bindegewebe findet, die als Entzündung oder als Reaktion gegen den Krebs gedeutet wird. Ähnliches findet sich in den erstergriffenen regionären Lymphdrüsen, während bei den Metastasen und in den Lymphdrüsen bei fortgeschrittenem Carcinom diese reaktiven Vorgänge fehlen. „Man gewinnt unwillkürlich den Eindruck, als ob nun der Organismus seine Abwehrkräfte verloren hätte und damit die Krebszelle die Überhand erworben hat."

Hinsichtlich der Verbreitung der Metastasen sei auf die bekannte Tatsache hingewiesen, daß zwischen Art und Sitz des Primärtumors einerseits und dem Ort und dem Grad der Metastasierung anderseits gewisse Beziehungen bestehen, derart, daß manche Tumoren fast regelmäßig sehr zahlreiche, andere fast gar keine Metastasen erzeugen, und daß bei bestimmten Tumoren bestimmte Organe mit Vorliebe Sitz von Metastasen sind. In letzterer Hinsicht sei z. B. an die Häufigkeit von Gehirn- und Nebennierenmetastasen bei Bronchialcarcinomen, von multiplen Knochenmetastasen in erster Linie bei Prostatacarcinomen, dann auch bei Carcinomen der Mamma und der Schilddrüse, ferner bei Nebennierentumoren, von Lebermetastasen bei Melanosarkomen usw. erinnert. (Einschlägige Zusammenstellungen vgl. z. B. bei Mielecki, Krasting und neuerdings bei Kitain.) Es ist ferner bekannt, daß manche Organe, wie z. B.

die Milz, nur äußerst selten Sitz von Metastasen sind. Bis zu einem gewissen Grade trifft ja die Ansicht Virchows zu, daß jene Organe, in welchen sich häufig Primärtumoren entwickeln, selten Sitz von Metastasen sind und umgekehrt. Für alle diese Erscheinungen fehlt zurzeit noch eine befriedigende Erklärung. Bamberger und Paltauf sowie Neusser denken hiebei an eine gewisse Organverwandtschaft. „Es würde unseren Anschauungen vielleicht am besten entsprechen, anzunehmen, daß Organe, die in funktionellen Beziehungen stehen, auch chemische Ähnlichkeiten haben, so daß für pathologische Derivate eines Gliedes des Systems bei entsprechend günstigen mechanischen Verhältnissen auch in den verwandten Organen ein guter Nährboden zur Verfügung steht“. Auch Borst nimmt an, daß die Tumorzellen infolge verschiedener chemischer Zusammensetzung der Gewebsflüssigkeiten verschiedener Organe nicht überall die zusagenden Existenzbedingungen finden. M. B. Schmidt möchte zwar die physiologischen und chemischen Eigenschaften der Organe in ihrer Bedeutung für die Entwicklung von Metastasen, namentlich bei den Sarkomen, nicht unterschätzen, „aber als beherrschend kann man die chemische Konstitution der Organe“ seiner Meinung nach nicht ansehen. Jedenfalls besteht zwischen bestimmten Tumoren und Sitz der Metastasen vielfach eine gewisse Korrelation, die noch der Aufklärung bedarf.

Von Interesse ist ferner die Entwicklung von Metastasen auf der Oberfläche von Schleimhäuten und serösen Häuten. Ihre räumlichen Beziehungen zum Primärtumor, ihr Sitz und ihre Ausbreitung lassen vielfach die Annahme zwingend erscheinen, daß sie durch Einimpfung und Haften von Geschwulstteilchen an der betreffenden Stelle entstanden sind. So sieht man häufig bei primärem Carcinom der Lippe, Speiseröhre, Magen, Portio uteri usw. an einer genau gegenüberliegenden Schleimhautstelle, die mit dem primären Tumor ständig in Berührung ist, eine Metastase sich entwickeln (Kontakt-, Impf-, Abklatschmetastasen). Bei Carcinomen der Speiseröhre und des Magens sieht man bisweilen peripherwärts auf dem Wege, den der Speisebrei nehmen muß, sekundäre Tumoren gleicher Art. Eine analoge Verbreitung des Carcinoms sieht man auch gelegentlich in anderen Organen. So fand sich in einem von Rizzi mitgeteilten Fall, den Verfasser zu untersuchen Gelegenheit hatte, ein Carcinom in dem obersten Abschnitt der Urethra. Von hier zog in der Längsrichtung der Harnröhre ein 2 mm breiter, ganz oberflächlich gelegener Streifen von Tumorgewebe zu einem größeren Plaque in dem vorderen Drittel der Urethra und ebenso von hier ein gleicher Streifen zu einer größeren Geschwulst, die fast die ganze Fossa navicularis bis zur Urethralmündung ausfüllte. Die Geschwulststreifen und die peripherwärts gelegenen größeren Tumoren gehörten nur den oberflächlichen Schleimhautschichten an und schienen, soweit die histologische Untersuchung einen Schluß gestattet, nicht durch Ausbreitung auf dem Lymphweg entstanden zu sein. In solchen Fällen liegt wohl zweifellos die Annahme am nächsten, daß Geschwulstzellen mit dem Sekretstrom, bzw. im Ösophagus mit dem Speisebrei fortgeschleppt wurden, auf ihrem Wege an einer geeigneten Schleimhautstelle haften blieben und sich nun weiterentwickelten. Ganz besonders wahrscheinlich ist die Annahme von Implantationsmetastasen für manche Fälle von Dissemination sekundärer Tumorknötchen auf der Oberfläche des Peritoneums bei primärer Geschwulst in einem Organ der Bauchhöhle oder für gewisse Fälle von Pseudomyxoma peritonei, in welchen Geschwulstelemente aus einem Ovarialkystom auf das Peritoneum gelangen, hier haften bleiben und umfängliche schleimige Massen bilden. Auch Ribbert, der das Vorkommen von Implantationsmetastasen auf Schleimhäuten oder der äußeren Haut bezweifelt, räumt die Möglichkeit einer Implantation auf serösen Häuten ein. Gewiß ist der exakte Nachweis dafür, daß eine Metastase durch Implantation entstanden ist, im einzelnen Falle schwer oder gar nicht zu erbringen, da vielfach, z. B. bei Vorhandensein mehrerer gleichartiger Geschwülste in der Speiseröhre oder im Magen, die Möglichkeit nicht von der Hand zu weisen ist, daß es sich um multiple Primärtumoren handelt. In manchen Fällen ist aber diese Annahme auszuschließen, so z. B. bei Kontaktcarcinomen an der Portio uteri. Auch zeigen mehrere Beobachtungen, daß gelegentlich einer Operation Geschwulstzellen verschleppt und durch Implantation zu Metastasenbildung Veranlassung geben können (vgl. z. B. Olshausen: Impfmetastasen in der Bauchdeckennarbe nach operativer Entfernung maligner Ovarialtumoren.). Überdies ist auch durch den Tierversuch erwiesen, daß durch Implantation Metastasen entstehen können (vgl. später).

Daß Metastasen und Recidivtumoren, für welch letztere in vieler Hinsicht die gleichen Erwägungen Geltung haben wie für erstere, bisweilen erst nach vielen Jahren in Erscheinung treten, bezeugen zahlreiche Beobachtungen. Auch in dieser Beziehung verhalten sich die verschiedenen Tumorarten verschieden. Besonders lange Intervalle sind bei den Melanosarkomen bekannt, es sei z. B. auf eine Beobachtung Olberts verwiesen, in welcher 24 Jahre nach Exstirpation eines

Bulbus wegen Melanosarkom der Chorioidea eine allgemeine Melanosarkomatose aufgetreten war. Auch bei den Chorioepitheliomen treten die Metastasen bisweilen erst viele Jahre nach Entwicklung des Primärtumors auf, so z. B. in einer Beobachtung Koritschoners 22 Jahre nach dem letzten Partus. Auch bezüglich der Carcinome und Sarkome liegen analoge Erfahrungen vor (Olshausen, Haberer). Labhardt gelangt auf Grund einer eingehenden Untersuchung dieser Frage zu einer Bestätigung des Satzes von Duplay: „La période, durant laquelle la récidive est possible, paraît être, hélas, indéfinie.“ Er bringt unter anderem folgende Zusammenstellung über das zeitliche Auftreten von Metastasen und Rezidiven nach Carcinom:

Zahl d. Jahre	Brust		Rectum		Zunge		Lippe		Andere Organe	
	Rez.	Met.	Rez.	Met.	Rez.	Met.	Rez.	Met.	Rez.	Met.
4	14	1	5	1	1	0	3	1	2	0
5	8	2	4	0	0	0	4	0	4	0
6	9	3	1	0	0	0	6	0	0	0
7	1	1	1	0	0	0	1	0	0	0
8	3	0	1	0	0	0	4	0	2	0
9	2	1	0	0	0	0	0	0	0	0
10	1	1	0	0	0	0	1	0	2	0
11	1	1	0	0	1	0	0	0	1	0
12	1	0	0	0	0	0	0	0	0	0
13	0	0	0	0	2	0	2	0	0	0
14—20	1	0	0	0	0	0	0	0	0	0
21—25	0	0	0	0	0	0	2	0	0	0
26—30	2	0	0	0	1	0	1	0	0	0

In manchen Fällen kann ein Zweifel darüber bestehen, ob es sich tatsächlich um verspätet aufgetretene Metastasen, bzw. Recidive oder um neue primäre Tumoren gehandelt hat, vielfach ist aber ein Zweifel in dieser Richtung ausgeschlossen, so ganz besonders bei Tumoren besonderen Baues wie Melanosarkomen und Chorioepitheliomen. Warum es in solchen Fällen mitunter erst nach vielen Jahren zur Entwicklung sekundärer Geschwülste kommt, vermögen wir derzeit nicht befriedigend zu erklären. Jedenfalls müssen die verschleppten Tumorzellen lange Zeit latent liegen geblieben sein, bis entweder ihre Wachstumsfähigkeit durch irgendwelche Einflüsse eine Steigerung oder das umgebende Gewebe eine Schwächung erfahren hat, also dem Wachstum der Tumorzellen einen geringeren Widerstand entgegensetzen konnte. Labhardt meint, daß diejenigen Carcinome am meisten zu Spätrecidiven neigen, die an und für sich einen langsameren, relativ benignen Verlauf haben, wie Scirrhen. Gewiß hat diese Annahme nicht für alle Tumoren Geltung, wie das Beispiel der Chorioepitheliome zeigt.

Daß die Metastasen den Primärtumor oft an Größe übertreffen, ist bekannt. So machen z. B. kleine Tumoren des Magens oft sehr zahlreiche und sehr mächtige Metastasen, und dasselbe gilt von anderen Geschwülsten. Ja, bisweilen ist die Primärgeschwulst so unscheinbar, daß ihre Auffindung große Schwierigkeiten macht. Da die Metastasen sich aus verschleppten Zellen des primären Tumors und nur aus diesen entwickeln, während die Zellen des befallenen Organes sich passiv verhalten, versteht es sich von selbst, daß sie denselben Bau und dieselbe Zusammensetzung zeigen wie die primäre Geschwulst. Gar nicht selten (so z. B. bei Tumoren der Schilddrüse) sind Bau und Zusammensetzung einer Geschwulst in den Metastasen deutlicher erkennbar als in dem Primärtumor; namentlich ist dies der Fall, wenn letzterer durch regressive Metamorphosen bereits stärkere Veränderungen erfahren hat. Oft können in den Metastasen die gleichen funktionellen Leistungen (Kolloid-, Gallebildung usw.) oder die gleichen Umwandlungen (Verhornung, Verschleimung) wie im Primärtumor nachgewiesen werden. In manchen Fällen ist aber die Anaplasie in den Metastasen weit stärker als in der primären Geschwulst, so daß die Zusammengehörigkeit der Geschwülste auf den ersten Blick schwer erkennbar ist. Es kommt ferner vor, daß Metastasen Eigenschaften aufweisen, die dem primären Tumor nicht zukommen. So haben z. B. die Metastasen mancher Prostatacarcinome im Knochensystem die Fähigkeit, Knochenbildung anzuregen (osteoplastische Metastasen) und so zu einer Sklerosierung des Skelettes zu führen.

V. KAPITEL.

MULTIPLE PRIMÄRTUMOREN.

Wie schon erwähnt, ist die Entscheidung in manchen Fällen schwierig, ob es sich um Metastasen oder um multiple Primärtumoren handelt. Nach Billroth darf von multiplen Primärgeschwülsten nur dann gesprochen werden, wenn sie verschiedene Struktur haben, wenn sich jeder Tumor histogenetisch vom Mutterboden ableiten läßt und seine eigenen Metastasen macht. Sind diese Forderungen erfüllt, dann kann allerdings kein Zweifel darüber obwalten, daß es sich um verschiedene primäre Tumoren handelt. Es ist dies namentlich dann der Fall, wenn es sich um Tumoren verschieden gebauter Organe (z. B. Carcinome der Haut und des Magen-Darmtraktes) oder Tumoren in verschieden zusammengesetzten Abschnitten desselben Organes (z. B. Plattenepithelcarcinom der Portio und Zylinderzellencarcinom des Corpus uteri) oder Tumoren verschiedener Art (Carcinom und Sarkom) handelt, von welchen jeder Metastasen setzt. Einschlägige Fälle sind bereits wiederholt beschrieben worden, und wohl jeder erfahrene pathologische Anatom verfügt über derartige Beobachtungen. Handelt es sich jedoch um multiple Tumoren eines Organes oder Organsystems, so sind die von Billroth geforderten Nachweise schwer oder gar nicht zu erbringen. Denn in solchen Fällen können die einzelnen Tumoren, trotzdem sie voneinander unabhängig, primär entstanden sind, ebenso wie ihre Metastasen gleichen Bau haben, abgesehen davon, daß auch bei sogenannten malignen Tumoren Metastasen ganz fehlen können. Ferner ist, wie früher erwähnt, die histogenetische Ableitung einer Geschwulst oft sehr schwierig, denn die berüchtigten Übergangsbilder, auf die in früherer Zeit so viel Gewicht gelegt wurde, haben erfreulicher Weise ihre Beweiskraft immer mehr eingebüßt. In einschlägigen Fällen ist die Entscheidung sehr schwer und kann oft nur auf Grund des subjektiven Urteiles und der Erfahrung des Untersuchers getroffen werden. Sitz, Verteilung, Ausdehnung der Geschwülste und der klinische Verlauf werden in solchen Fällen bei der Beurteilung wichtige Anhaltspunkte geben.

Unter den Fällen von multiplen primären Carcinomen lassen sich verschiedene Typen unterscheiden. Unserem Verständnis am nächsten liegen jene Fälle, in welchen offenbar die gleiche Ursache an verschiedenen Körperstellen zur Entwicklung von primären Carcinomen geführt hat, es gilt dies z. B. von den Teer- und Paraffinkrebsen, von den Krebsen in Lupusnarben, von dem Röntgencarcinom. Einen anderen Typus bilden die multiplen Carcinome gleicher Art in gewissen Organen oder Organsystemen, so im Magen-Darmtrakt, besonders auf dem Boden einer Polyposis, oder in dem Nierenbecken und in der Harnblase (in Zusammenhang mit multiplen Papillomen). Vielleicht wären hier auch die multiplen primären Tumoren bei Xeroderma pigmentosum anzuführen. Ob es sich bei Entwicklung von Carcinomen in paarigen Organen (Ovarien, Mamma) um primäre Geschwülste handelt, ist fraglich; hier ist oft Metastasenbildung anzunehmen. Eine besondere Gruppe bilden endlich multiple, verschieden gebaute Carcinome im selben Organ oder in verschiedenen Organen.

Bei ausgereiften, also sogenannten gutartigen Geschwülsten ist multiple Entwicklung, namentlich innerhalb eines Organsystems, gar nicht selten, ja, manche Geschwülste, wie die Neurofibrome, Chondrome, Exostosen usw. treten mit Vorliebe multipel auf. Sehr häufig ist das Vorkommen multipler Tumoren verschiedener Art. Hansemann sieht hierin nur ein zufälliges Zusammentreffen, Bartel sieht in dem Vorkommen gehäufter Tumoren bei einem Individuum einen konstitutionellen Faktor und spricht von Tumorrassen, Roeßle (daselbst auch Lit.) glaubt gewisse Gesetzmäßigkeiten in dem Auftreten multipler Geschwülste bei einem Individuum und vor allem gewisse Typen von Kombinationen nachweisen zu können und hierin den Ausdruck einer besonderen Veranlagung, einer besonderen Disposition eines Menschen erblicken zu dürfen.

VI. KAPITEL.

ÄTIOLOGIE DER GESCHWÜLSTE.

Im Vordergrunde des Geschwulstproblems stand seit jeher und steht auch heute noch die Frage nach der Ursache und nach der Entstehung der Tumoren. Wenngleich diese Frage derzeit noch keine vollkommen befriedigende Lösung gefunden hat, so ist es anderseits doch unzweifelhaft, daß unsere Erkenntnis auch auf diesem Gebiet wesentliche Fortschritte gemacht hat. Mit Recht konnte Hansemann bereits vor mehreren Jahren sagen: „Man hat sich so sehr daran gewöhnt, immer zu wiederholen, ‚über die Entstehung der Geschwülste und speziell der Carcinome wissen wir nichts,‘ daß dieser Nihilismus fast zum Dogma geworden ist und es an der Mehrzahl der Ärzte spurlos vorübergegangen ist, daß wir doch allmählich ziemlich viel über die Entstehung der Geschwülste wissen.“

Auf die große Zahl von Theorien und Hypothesen, die im Laufe der Zeit über Ursache und Entstehung der Geschwülste aufgestellt wurden, kann hier unmöglich genauer eingegangen werden. Die Mehrzahl dieser Arbeiten beschäftigt sich mit den malignen Geschwülsten, es muß aber vorweg im Einklang mit Borst und vielen anderen Autoren betont werden, daß eine Theorie, die nur die Entstehung bösartiger Tumoren und speziell der Carcinome zu erklären vermag, unzulänglich ist, da. wie sich auch aus vorstehenden Ausführungen ergibt und später noch gezeigt werden soll, eine prinzipielle Trennung zwischen gutartigen und bösartigen Geschwülsten nicht besteht. Eine befriedigende Geschwulsttheorie muß sich vielmehr auf das Gesamtgebiet der Tumoren erstrecken und aufklären, warum eine unabhängig vom Organismus wachsende Bildung entsteht, die eine normalen Organbildungen nicht zukommende Selbständigkeit aufweist. Damit soll natürlich nicht gesagt sein, daß es nur eine gemeinsame Ursache für alle Geschwülste geben kann, im Gegenteil, es ist unmöglich alle Geschwülste ätiologisch einheitlich zu erklären oder die Entstehung einer einzelnen Geschwulst nur von einer einzigen Ursache abzuleiten (Hansemann). Wohl mit Recht sagt Ziegler: „Kurz und bündig die Ätiologie aller Geschwülste anzugeben, ist nicht möglich und wird nie möglich sein, da allen den Gewebsneubildungen, welche wir Geschwülste nennen, eine einheitliche Genese und Ätiologie nicht zukommt. Wir können nur die Bedingungen angeben, die für die Genese einer Geschwulst nötig sind.“ Bei Erörterung dieser Frage kann ferner nicht nachdrücklich genug betont werden, daß hier wie in der gesamten pathologischen Entwicklungslehre im Sinne Schwalbes zwischen der formalen und der kausalen Genese unterschieden werden muß, d. h. eine befriedigende Geschwulsttheorie muß aufklären, wie und warum sich eine Geschwulst entwickelt.

Unter den vielen Geschwulsttheorien standen und stehen teilweise noch heute namentlich drei Lehren im Vordergrunde, die Reiz- oder Irritationstheorie, die Cohnheimsche und die parasitäre Theorie.

Die Reiztheorie, als deren Begründer gewöhnlich Virchow genannt wird, geht von der Tatsache aus, daß sich Geschwülste überaus häufig an Stellen entwickeln, an welchen chronische Reize lange Zeit eingewirkt oder chronische Entzündungen sich abgespielt haben. Mag es in letzteren Fällen auch manchmal fraglich sein, ob die Entzündung der Geschwulstentwicklung vorausgegangen oder Folge derselben ist (z. B. Carcinome der Gallenblase und des Nierenbeckens bei Gegenwart von Konkrementen), so ist in anderen Fällen diesbezüglich ein Zweifel ausgeschlossen. Die zahlreichen und oft zitierten einschlägigen Beispiele brauchen hier wohl nicht neuerdings in ihrer Gesamtheit aufgezählt zu werden, es sei auf die Schornsteinfeger-, Teer-, Paraffin-, Anilinarbeiterkrebse, auf die Arsen- und Röntgenkrebse, auf die Carcinome in tuberkulösen, syphilitischen oder aus anderen Ursachen (z. B. nach Verbrennungen) entstandenen Narben, auf die Carcinome auf dem Boden eines chronischen Ulcus, auf den Lippenkrebs der Pfeifenraucher, auf die Krebse der Zunge und Wange an Stellen, die kariösen Zähnen korrespondieren, auf die Carcinome in Sequesterhöhlen, auf die Häufigkeit des Krebses der Mundschleimhaut bei den Betelnuß kauenden Frauen in Indien, und viele andere hingewiesen. Ein besonders überzeugendes Beispiel stellen die sogenannten Kangrikrebse dar, Carcinome der Bauchhaut, die häufig bei den Einwohnern von Kaschmir angetroffen werden. Dieselben pflegen einen kleinen Wärmekorb (Kangri) unter den Kleidern auf dem Bauche zu tragen, wodurch Brandnarben und Verletzungen erzeugt werden. Auf dem Boden derselben entwickelt sich dann häufig ein Carcinom; Neve sah unter 1720 malignen Neubildungen 858 Kangrikrebse. Hier drängt sich ein Zusammenhang zwischen Verletzung und Krebsentwicklung um so mehr auf, als doch Carcinome der Bauchhaut sonst sehr selten zur Beobachtung gelangen Es sei in diesem Zusammenhang auch an eine Beobachtung von Orth erinnert, in welcher auf multiplen Brandnarben multiple Carcinome entstanden. Einen weiteren Beleg für die Reiztheorie bildet the cancer of the horn core, ein Krebs, der bei indischen Rindern an der Wurzel des rechten Hornes entsteht, also an jener Stelle, an welcher das Vieh eingespannt wird, während an der entsprechenden Stelle links niemals ein Carcinom gesehen wird. Ebenso läßt sich der Umstand, daß die Carcinome des Verdauungstraktes fast ausnahmslos an den sogenannten physiologischen Engen (im Oesophagus hinter dem Ringknorpel und entsprechend der Bifurkation der Trachea, im Magen an der Cardia und am Pylorus, an den Flexuren des Dickdarmes) auftreten, mit der Einwirkung chronischer Reize in Zusammenhang bringen. Aber nicht nur solche, sondern auch einmal, plötzlich einwirkende Traumen sollen Ursache von Geschwülsten sein können; hievon wird später noch die Rede sein.

So zahlreich die Erfahrungen auch sind, die zugunsten eines Zusammenhanges von Reizwirkung und Tumorentwicklung sprechen, so mußte anderseits geltend gemacht werden, daß derartige Reize doch nur in einer relativ kleinen Zahl von Fällen von Tumorentwicklung gefolgt sind, und daß umgekehrt bei der Mehrzahl von Geschwülsten eine vorausgegangene Einwirkung von mechanischen oder thermischen Schädlichkeiten oder sonstigen „Reizen“ nicht erweisbar ist. Ferner muß betont werden, daß die Einwirkung eines Reizes allein nicht die Entstehung atypischer, von dem physiologischen Wachstum abweichender Gewebsproliferationen zu erklären vermag, daß vielmehr erst der Weg, auf welchem dies erfolgt, klargestellt werden müßte.

Die Cohnheimsche Theorie führt die Geschwülste auf Wucherung überschüssiger, während der embryonalen Entwicklung unverbraucht liegengebliebener, aus dem normalen Verband ausgeschalteter oder versprengter Gewebskeime zurück. Infolge ihrer embryonalen Natur hätten diese Keime eine besondere Wucherungsfähigkeit, ihr embryonaler Charakter komme bisweilen auch in den Eigenschaften des Blastoms zum Ausdruck. Tatsächlich kommen überzählige versprengte oder verlagerte Organkeime nicht selten vor; wachsen dieselben früher oder später weiter, so entstehen, wie ja von vornherein bei embryonalen Geweben zu erwarten, Bildungen, die sich von dem betreffenden normalen Gewebe kaum unterscheiden (z. B. accessorische Nebenniere, Schilddrüse, Pancreas, Nebenmilz, branchiogene Cysten) Diese Bildungen können wohl geschwulstähnlich sein, sind aber keine wahren Geschwülste, denn es fehlt ihnen das autonome Wachstum, sie sind als Choristome von den Blastomen zu trennen. Es ist sehr wohl vorstellbar, daß embryonal verlagerte, aus dem normalen Verband ausgeschaltete Gewebskeime (nicht Organkeime) eben infolge der Verlagerung, bzw. infolge des Wegfalles der normalen Wachstumshemmnisse und Wachstumsregulierung ungehemmt weiterwachsen und so ausgereifte, typische Geschwülste einheitlicher, dem Mutterboden homologer Zusammensetzung bilden. Es können aber weder der embryonale Charakter noch die Verlagerung von Keimen eine atypische Geschwulstentwicklung erklären, vielmehr sind hiezu weitere Faktoren notwendig. Schwalbe sagt daher mit Recht, daß die Cohnheimsche Hypothese nur die formale Genese erkläre.[1])

[1]) Einen beachtenswerten Erklärungsversuch für die formale Genese einer Anzahl von Geschwülsten gibt in neuerer Zeit Mathias. Er vertritt die Anschauung, daß vielfach die Annahme versprengter Gewebskeime nicht zutreffe, daß man vielmehr in manchen Fällen phylogenetische Rückschläge als Grundlage von Geschwülsten annehmen müsse, indem „gelegentlich von einem Organ in seinem phylogenetischen Ausbreitungsgebiet ein Rest atavistisch auftritt, und zwar an Stellen, wo in der normalen foetalen Entwicklung dieses Organ nicht vorhanden ist“. Er schlägt für die sporadisch atavistisch auftretenden Gewebsreste im alten Ausbreitungsgebiet des Organes die Bezeichnung Progonome, für die sich hieraus ableitenden Geschwülste den Namen Progonoblastome vor und rechnet hieher die Chordome, Hypophysengangtumoren, Neubildungen, die vom Ductus omphalomesentericus, Urachus usw. ausgehen. (Vgl. hiezu auch Rohkamm.)

Die gegen die Cohnheimsche Theorie vorgebrachten Einwände gelten in verstärktem Maße gegen die Ribbertsche Lehre, die im wesentlichen eine Erweiterung der Cohnheimschen Theorie darstellt. Auch Ribbert setzt eine Verlagerung von Zellen als Grundlage der Geschwulstbildung voraus, legt aber das Hauptgewicht nicht auf den embryonalen Charakter der Zellen, sondern auf ihre Loslösung aus dem organischen Zusammenhang, die natürlich auch im postembryonalen Leben, auch beim Erwachsenen auftreten kann. Er stellt sich vor, daß „Zellen und Zellgruppen, die aus dem organischen Zusammenhang getrennt und ohne Unterbrechung ihrer Ernährung in günstige Verhältnisse versetzt wurden, die in ihnen schlummernde Vermehrungsfähigkeit zur Geltung bringen und durch fortgesetztes Wachstum eine Geschwulst erzeugen können". Die Einwände gegen diese Auffassung sind naheliegend. Wir wissen doch, daß unzählige Male während des Lebens Epithelzellen aus ihrem Zusammenhang gelöst und in das Bindegewebe verlagert werden, ohne daß es zu einer Geschwulstentwicklung kommt. So werden durch leichtere und schwerere Traumen aller Art Epithelzellen verlagert und gehen in der überwiegenden Mehrzahl der Fälle zugrunde. Bleiben sie aber gelegentlich lebensfähig und geraten sie in Proliferation, so entstehen Bildungen, die mit wahren Geschwülsten nichts zu tun haben, man denke z. B. an die kleinen, von Epidermiszellen ausgekleideten Cystchen (Cyste epidermique), wie sie nach Stichverletzungen an der Hand entstehen können. Wir wissen ferner, daß sehr häufig auf dem Boden chronischer Entzündungen ausgedehnte Epithelwucherungen und Epithelverlagerungen zustandekommen, ohne daß sich eine Geschwulstentwicklung anschließen würde. „Es muß noch etwas hinzukommen, das die Geschwulstbildung, d. h. die atypische Gewebswucherung veranlaßt" (Ziegler).

Die parasitäre Theorie, die sich vorzugsweise auf gewisse klinische Beobachtungen und Ergebnisse der Statistik stützt, nimmt eine infektiöse Ätiologie der Geschwülste, vor allem der Carcinome an. Unendliche Mühe wurde auf die Suche nach Geschwulsterregern verwendet, das Pflanzen- und Tierreich wurde durchforscht, die verschiedensten Untersuchungsmethoden wurden herangezogen — alles vergebens. Keiner der zahllosen Geschwulsterreger, die im Laufe der Zeit entdeckt wurden, konnte einer nur einigermaßen objektiven kritischen Prüfung Stand halten. Teils handelte es sich um zufällige Verunreinigungen, bzw. um Keime, die auf der Oberfläche von Geschwülsten gelegentlich vorkommen, wie bei den Bakterienbefunden von

Scheuerlen, Nepveau, Doyen und anderen, oder bei den Blastomyceten von Roncali, Maffucci und Sirleo, Aievoli, Binaghi, Corselli und Frisco, Sanfelice, Leopold usw., teils um irrige Deutung der bekannten „Einschlüsse" in Geschwulstzellen wie bei den verschiedenen Protozoenbefunden (Gregarinen, Coccidien usw.) von Albarran, Sjöbring, Soudakewitsch, Sawtschenko, Korotneff, Leyden, Gaylord, Feinberg, Robertson und Young, Jaboulay und vielen anderen, teils um unrichtige Beurteilung verschiedenartiger, auch körperfremder Gebilde, z. B. von Korkzellen (Schüller). Es erübrigt sich heute, auf diese längst überholten Befunde genauer einzugehen, es sei nur abschließend das Urteil Marchands wiedergegeben: „Die große Mehrzahl der seit Jahren teils durch Züchtungsversuche, teils durch histologische Methoden, richtiger unmethodische histologische Untersuchungen erhaltenen und als Parasiten gedeuteten Gebilde trägt so deutlich den Stempel des groben Irrtums, daß einsichtige Forscher auf eine Prüfung der angeblichen Bedeutung solcher zum Teil wohlbekannter Degenerationsprodukte, Verunreinigungen usw. von vorneherein verzichteten."

Über die Beziehungen von Nematoden, Cestoden, Milben usw. zu echten Geschwülsten vgl. später.

Ganz abgesehen davon, daß ein parasitärer Geschwulsterreger nicht gefunden werden konnte, auch die Erwägungen und Beobachtungen, die gewöhnlich zugunsten einer parasitären Ätiologie der Tumoren geltend gemacht wurden, erweisen sich durchaus als unstichhältig. Daß die Ausbreitung maligner Tumoren einerseits, infektiöser Prozesse anderseits (das Fortschreiten von dem primären Herd auf die regionären Lymphdrüsen und die Ausbildung von Metastasen) nicht in Parallele gesetzt werden darf, versteht sich von selbst. Bei den Infektionskrankheiten wird, wie schon einleitend hervorgehoben, der Erreger verschleppt und bildet an jeder neuen Lokalisation aus den dort vorhandenen Körperzellen einen neuen Krankheitsherd, bei den Geschwülsten werden Geschwulstzellen verschleppt, die stets aus sich heraus die neue Geschwulst, die Metastase bilden, während sich die Zellen des befallenen Organes vollkommen passiv verhalten. Wenn ferner die durch Parasiten erzeugten Gallenbildungen der Pflanzen (Kartoffel-, Kohlkrebs usw.) auf Grund gewisser äußerlicher Ähnlichkeiten mit den echten Geschwülsten des Menschen und der Tiere in Analogie gesetzt wurden, so muß betont werden, daß sich erstere auch nicht entfernt wie Blastome verhalten. Dasselbe gilt bezüglich der durch

Coccidien hervorgerufenen Affektion der Kaninchenleber, bei welcher es sich gleichfalls nicht um eine Geschwulstbildung, sondern um eine chronisch entzündliche Gewebsproliferation handelt. Vor allem aber lassen alle Beobachtungen am Menschen, die scheinbar für eine infektöse Natur der Tumoren sprechen, bei kritischer Prüfung eine andere Deutung zu. Von den Kontakt- oder Abklatschcarcinomen an gegenüberliegenden Schleimhaut- oder Hautstellen war schon die Rede; hier handelt es sich um Implantation von Krebszellen, nicht von Erregern. Die wenigen Fälle von sogenanntem Cancer à deux — im Sinne einer parasitären Theorie kämen hier nur histologisch gleichartige Tumoren in Betracht — können unmöglich als Beweis einer Infektiosität des Carcinoms angesehen werden, da bei der großen Häufigkeit des Carcinoms gewiß auch gelegentlich Ehegatten an der gleichen Geschwulstart erkranken können, anderseits aber direkte Übertragung von Carcinomen nach Art anderer Infektionen z. B. bei Ärzten, namentlich bei Chirurgen, noch niemals beobachtet wurde. Daß Erblichkeit von Tumoren (vgl. später) im Lichte des heutigen Standes der Vererbungslehre nicht im Sinne einer infektiösen Ätiologie verwertet werden kann, bedarf keiner Erörterung. Gewiß sind auch die aus statistischen Erhebungen gezogenen Schlußfolgerungen auf endemisches Auftreten von Tumoren, speziell von Carcinomen (Krebshäuser, Krebsdörfer), keineswegs eindeutig und können nicht als Stütze der parasitären Theorie verwertet werden.

Mangelt es also auf der einen Seite an tatsächlichen Beweisen für eine infektiöse Ätiologie der Geschwülste, so sprechen anderseits theoretische Erwägungen gegen diese Annahme. Der Umstand, daß Tumoren stets aus sich heraus wachsen, daß Metastasen nur aus den verschleppten Tumorzellen und nicht aus den Zellen des befallenen Organes sich entwickeln, würde erfordern, daß es für jede Zellart spezifische Parasiten gäbe, die nur diese anzugreifen vermögen. Sie müßten, wie eben die Metastasen beweisen, in Symbiose mit den betreffenden Zellen leben. Aber selbst bei dieser Annahme blieben noch die Mischgeschwülste unerklärt, die aus verschiedenen Gewebsarten zusammengesetzt sind. Die Entstehung von Tumoren aus versprengten Keimen würde, worauf Marchand besonders hingewiesen hat, zur Voraussetzung haben, daß die supponierten Geschwulsterreger, im Körper kreisend, gerade in diesen verlagerten Keimen sich ansiedeln. Diese und andere Erwägungen (vgl. z. B. das Vorkommen angeborener Geschwülste) sprechen entschieden gegen die Annahme einer parasitären Ätiologie in dem Sinne, daß belebte Erreger die direkte, spefizische Ursache von

Blastomen sind. Nur insoferne könnte ein Zusammenhang zwischen Mikroorganismen und Blastomen angenommen werden, als erstere die Ursache chronisch-entzündlicher Prozesse sind und auf dem Boden solcher, wie früher besprochen, sich Tumoren entwickeln können.

Sowohl die Reiztheorie als die Hypothese von Cohnheim und Ribbert bedürfen, wie früher hervorgehoben, einer Ergänzung in der Richtung, warum unter den gegebenen Umständen im einzelnen Fall ein vom physiologischen Typus abweichendes, blastomatöses Wachstum erfolgt. Für die unausgereiften, epithelialen Geschwülste lag es nahe, die Ursache in einer verminderten Widerstandsfähigkeit des Stroma und einer gesteigerten Proliferationsfähigkeit des Epithels zu erblicken. Nach Thiersch sollen diese Bedingungen im höheren Alter gegeben sein und sich dadurch das Tiefenwachstum des Epithels, das das Carcinom charakterisiert, erklären. Dagegen ist jedoch einzuwenden, daß die von Thiersch postulierten Zeichen der senilen Atrophie des Bindegewebes einerseits in vielen Fällen von Carcinom nicht vorhanden sind, anderseits sich oft nachweisen lassen, ohne daß Carcinomentwicklung vorliegt. Ferner darf nicht übersehen werden, daß, wie heute bereits durch sehr zahlreiche Beobachtungen festgestellt ist, Carcinome im jugendlichen Alter, ja selbst im Kindesalter (Lit. bei Philipp, Lindemann u. a.) vorkommen, wo von einer senilen Atrophie des Bindegewebes noch nicht die Rede sein kann, und daß gerade Carcinome bei jugendlichen Personen einen besonders malignen Verlauf nehmen. Aber selbst wenn das Tiefenwachstum in der angegebenen Weise zu erklären wäre, so wäre damit für das Verständnis des Carcinoms nichts gewonnen, denn wir finden ja, worauf schon früher hingewiesen wurde, sehr beträchtliches Tiefenwachstum des Epithels oft bei chronisch-entzündlichen Prozessen ohne Carcinomentwicklung.[1])

Alle diese Überlegungen führen daher die Mehrzahl der Untersucher zu dem Schlusse, die Voraussetzung für die Geschwulstentwicklung in einer wesentlichen Veränderung der Zellen, in einer „Änderung des biologischen Zellcharakters“ zu erblicken. Über die Art und die Entstehungsweise dieser Zelländerung wurden verschiedene Vorstellungen entwickelt. Die Anschauung Hansemanns über die Bedeutung asymmetrischer Mitosen für die Entstehung der

[1]) Neuerdings führt Bierich das Tieferwachstum des Krebses auf eine Auflockerung des an das Epithel angrenzenden Bindegewebes durch Milchsäurewirkung zurück, wobei feine, mit Elastikafarbstoffen elektiv färbbare Fasern auftreten, die später zerstört werden.

Anaplasie wurde bereits erwähnt, hier sei noch an die Befunde Hertwigs erinnert, denen zufolge bei Actinosphärium Eichorni infolge Überernährung und zu starker ungeschlechtlicher Vermehrung Kernhypertrophie und Riesenkerne auftreten, die zu einer atypischen Vermehrung durch Zerfall und zum Untergang der Zelle führen. Hertwig setzt diesen Vorgang in eine gewisse Analogie zu den Vorgängen bei Entwicklung atypischer epithelialer Tumoren. Daß die asymmetrischen Mitosen nicht Ursache, sondern Folge des malignen Geschwulstwachstums sind, wurde bereits früher ausgeführt. Borst nimmt an, daß nur Zellen, die von Haus aus qualitativ abnorm sind, ein geschwulstmäßiges Wachstum aufweisen können. „Eine primäre, auf krankhaften inneren Verhältnissen der Zellen beruhende Disposition fordere ich für alle Geschwülste, eine Disposition, die lokal auf eine Körperstelle beschränkt, die in einem ganzen Organ oder Organsystem, vielleicht auch multipel über den ganzen Körper zerstreut gegenwärtig sein kann, eine Disposition, die als eigentliche Grundlage der Geschwülste gelten muß und die durch alle möglichen Gelegenheitsursachen geweckt und zur Manifestation gebracht werden kann.“ Es ist also nach Borst die Grundlage zu allen Geschwülsten angeboren, manchmal ererbt, wenn nämlich die atypische Qualität der Zellen auf einer Variation des Keimplasma beruht, häufiger jedoch während der ersten Entwicklung erworben. Selbstredend braucht diese Geschwulstdisposition morphologisch nicht faßbar zu sein.

Eine gewisse Disposition, „eine den Zellen eigentümliche Beschaffenheit oder Anlage“ (Marchand) wird von den meisten Autoren angenommen, und auch Hansemann meint, „daß man bei allen diesen Betrachtungen, wie bei den ätiologischen Krankheitsstudien überhaupt, nicht um den Begriff der Disposition herumkommt, und es will mich auch hier wie bei den Infektionskrankheiten bedünken, daß der Umstand, der die Disposition schafft, zu den wichtigsten ätiologischen Momenten gehört“. Aus diesen Worten und aus den Äußerungen mehrerer anderer Autoren geht aber hervor, daß nicht nur eine angeborene, sondern auch eine im postembryonalen Leben erworbene Disposition zur Geschwulstbildung vorstellbar ist. So meint Ziegler: „Zur Geschwulstentwicklung führen ererbte und erworbene Zustände bestimmter Zellen und Zellgruppen, die sich in einer Tendenz zu gesteigerter formativer Tätigkeit mit Bildung atypischen Gewebes äußern. In manchen Fällen wird diese Wucherung vorbereitet, begünstigt und ausgelöst durch Verlagerung von Zellen und Zellgruppen, oft aber auch durch Veränderungen in der Nachbarschaft der betreffenden Zellen.“

Lubarsch sieht die Ursache des Carcinoms in einer durch verschiedenartige chronische Reize hervorgerufenen Verstärkung der Wucherungsfähigkeit der Epithelzellen und Abnahme der Gewebswiderstände, wobei noch andere Momente, vererbte und Altersdispositionen, verschiedene Dispositionen der Organe und Gewebe in Betracht kommen. In ähnlicher Weise erklärt Israel die Entstehung des Carcinoms dadurch, daß durch verschiedene auf die Epithelzellen einwirkende Schädlichkeiten, falls sie oft und lange genug einwirken, eine Steigerung ihrer Fortpflanzungs- und Vermehrungsfähigkeit hervorgerufen wird, wobei andere Funktionen und morphologische Eigenschaften dieser Zellen sich ändern oder verloren gehen.

Nach Dungern und Werner kann die Auslösung der Zellwucherung durch äußere Reize „nur durch den Ausfall wachstumshemmender Teile der Zellen verständlich gemacht werden". Diesen wachstumshemmenden Teilen der Zellen muß eine besondere Empfindlichkeit gegenüber äußeren Reizen zugeschrieben werden, da sie schon durch solche Reize geschädigt werden, welche die übrige Zelle nicht schädigen. Für die Entstehung maligner Tumoren ist also in erster Linie notwendig, daß „die Fähigkeit, die Wachstumshemmungen, welche in den Zellen selbst gelegen sind, zu restituieren, herabgesetzt oder aufgehoben ist"; dazu kommt noch die Schädigung der Restitutionsfähigkeit bestimmter Zellteile.

Marchand erklärt die Malignität epithelialer Neubildungen durch die Annahme von toxischen, durch den Lebensprozeß der Zellen entstandenen Substanzen, „deren Bildung und Anhäufung auf eine Entartung der Zellen, d. h. auf eine Abweichung von ihren normalen Stoffwechselvorgängen und damit zugleich auch von ihrer normalen Zellstruktur unter dem Wegfall normaler Regulierung der Zelltätigkeit zurückzuführen ist".

Unter den zahlreichen einschlägigen Hypothesen, die sich mehr minder in gleicher Richtung bewegen (vgl. über Krebstheorien auch das Sammelreferat von Herxheimer), sei noch eine in neuerer Zeit geäußerte Ansicht Orthners erwähnt, welcher die Entwicklung von Geschwülsten aus verlagerten Zellen zu erklären versucht. Er meint, daß verlagerte Zellen ungünstige Bedingungen für Nahrungsaufnahme und für Abgabe ihrer Stoffwechselprodukte vorfinden. Sie verbrauchen daher langsamer als die umgebenden Zellen ihre Spannkräfte, speichern sie auf, bis schließlich dieser Überschuß an Spannkräften einen solchen Grad erreicht, daß die Zellen aus dem Blut und aus den umgebenden

Zellen die assimilierbaren Stoffe an sich reißen, dieselben aber nicht zur spezifischen Funktion, sondern zu einer gesteigerten Proliferation verwenden. Ob auf diese Weise auch die Zellatypien und das atypische Wachstum erklärt werden können, bleibe dahingestellt.

Das Wesen der bei der malignen Geschwulstbildung vorliegenden Zelländerung sucht Boveri durch eine Hypothese verständlich zu machen, die vielfache Berührungspunkte mit der Hansemannschen Lehre von der Anaplasie aufweist. Seine Untersuchungen an Seeigeleiern zeigten, daß das Protoplasma an jedem Punkt ein gleiches Substanzgemenge zeigt, so daß jedes nicht zu kleine Stück das Ganze zu regenerieren vermag. Der Kern hingegen ist aus verschiedenwertigen Teilen zusammengesetzt, die sich nicht gegenseitig vertreten können. Diese qualitativ verschiedenen Kernteile liegen in den Chromosomen der Mitosen isoliert vor. Fehlen einzelne Chromosomen, so werden die Zellen in gewissen Eigenschaften defekt oder verfallen dem Tod. Boveri meint nun, daß diese für die Kerne der Seeigeleier erhobenen Tatsachen auch für die Wirbeltiere Geltung haben dürften und stellt die Hypothese auf, daß die Zelle eines malignen Tumors eine Zelle mit einem bestimmten abnormen Chromosomenbestand ist. Jeder Vorgang, der zu einem abnormen Chromosomenbestand führt, würde auch zur Entstehung einer malignen Geschwulst führen.

Ribbert macht gegen die Boverische Hypothese geltend, daß ein Defekt im Kern die Zelle schädige, weniger lebenskräftig mache, nicht aber eine größere Lebensenergie zur Folge habe. Noch weniger könne hiedurch ein selbständiges, die anderen Gewebe durchsetzendes Wachstum erklärt werden [1]). Es ist überdies wiederholt und neuerdings wieder von B. Fischer betont worden, daß abnorme Mitosen, abnorme Chromatinbildungen und Chromosomenverteilung bei zahlreichen pathologischen Zellvermehrungen vorkommen und keineswegs für Geschwulstzellen charakteristisch sind. Asymmetrische Mitosen oder Chromosomenverlust können, wie Lubarsch hervorhebt, höchstens die Entstehung

[1]) Pentimalli anerkennt (in einer aus dem Aschoffschen Institut hervorgegangenen Arbeit), daß die Hypothese Boveris für manche Tatsachen der Geschwulstlehre zutreffe, hält es aber für zweifelhaft, ob eine größere Anzahl von Chromosomen ein Geschwulstwachstum begünstige. Er verweist diesbezüglich auf das Verhalten einer Crustacee aus der Art Artemisia, die in den Kernen der Körperzellen 168 Chromosomen, in den Kernen der reifen Geschlechtszellen 84 Chromosomen hat, während Geschwülste bisher bei dieser Crustacee nicht beobachtet wurden.

von Zellen mit veränderter Funktion erklären und auch das nur unter bestimmten Vorraussetzungen.

Eine originelle Anschauung über die Entstehung der malignen Geschwülste entwickelte in neuerer Zeit Rotter. Er geht von der Balfour-Nußbaumschen Lehre aus, der zufolge das gefurchte Ei sich in das Zellenmaterial des Individuums und in die Zellen für die Erhaltung der Art teilt. Die beiden Zellgruppen und ihre Abkömmlinge vermehren sich durchaus unabhängig von einander, so daß die Geschlechtszellen an dem Aufbau der Gewebe des Individuums keinen Anteil haben und aus dem Zellmaterial des Individuums keine einzige Samen- oder Geschlechtszelle hervorgeht. Aus dem Verhalten gegen Röntgenstrahlen (elektive Wirkung auf die Geschlechts- und Carcinomzellen) sowie aus der Abderhaldenschen Reaktion (die oft bei Schwangerschaft und Carcinom gegenseitig positiv ist) schließt er auf eine sehr intime Verwandtschaft zwischen Geschlechts- und Carcinomzellen. Er verweist auch auf die Befunde einzelner Autoren über Veränderungen in den Zellen proliferierender maligner Geschwülste, die in auffälliger Weise mit jenen übereinstimmen, die während der Reifung der Sexualzellen der Fortpflanzungsorgane stattfinden. Das Hauptgewicht legt aber Rotter auf eigene Befunde bei embryologischen Untersuchungen. Er fand in der nächsten Nähe des Enddarmes, der Leber, des Pankreas, der Nebennieren, des Pylorus, des Schlundrohres besondere Zellen, die morphologisch mit den Geschlechtszellen vollkommen übereinstimmen. Es sind außerhalb der Organisation stehende, egoistische, potentiell mit einer Vermehrungsfähigkeit ausgestattete Zellen, Eigenschaften, die keine Somazelle besitzt. Nimmt man diese Zellen als Mutterzellen der Carcinome an, so wäre es überflüssig, eine Änderung des Zellcharakters zu postulieren. Das Carcinom wäre dann das Produkt einer parthenogenetischen Entwicklungserregung extraregionärer Geschlechtszellen. Das Auftreten im höheren Alter wäre durch die Annahme eines Zusammenhanges zwischen extraregionären Geschlechtszellen und einer inneren Sekretion der Geschlechtsdrüsen zu erklären[1]. „Ob ein Individuum an Carcinom erkrankt, hängt vor allem davon ab, ob es in seinem Orga-

[1]) Analoge Vorstellungen entwickelte Lauterborn, indem er an das Verhalten beim Perrückenbock anknüpfte. Hier kommt es bei Wegfall der Keimdrüsen zu einer hemmungslosen Wucherung der Geweihanlage. Man könnte daher annehmen, daß senile Involution des Sexualapparates zu einer gesteigerten Disposition für Carcinom und Sarkom führt, bzw. daß Ausfall eines wachstumhemmenden Hormons gestörte Regulationsfähigkeit des Zellwachstums zur Folge hat.

nismus extraregionäre Geschlechtszellen beherbergt. Die Wanderung und die Verirrung bei der Wanderung der Geschlechtszellen in der embryonalen Entwicklung gibt die Disposition, die formale Genese zu dieser Erkrankung ... die Reize, die die extraregionären Geschlechtszellen zu malignen Blastomen anfachen, bilden die Ätiologie, die kausale Genese." Es erscheint uns aber fraglich, ob die Hypothese Rotters die Annahme einer Änderung des Zellcharakters wirklich überflüssig macht. Wir könnten uns im Sinne seiner Auffassung wohl die Entstehung ausgereifter, typischer Blastome vorstellen, die Entstehung atypischer, unausgereifter Tumoren aus normalen, wenn auch verirrten extraregionären Geschlechtszellen ist aber unverständlich. Auch gegen diese Hypothese müssen teilweise die gleichen Einwendungen erhoben werden wie gegen andere Geschwulsttheorien, so namentlich gegen jene von Cohnheim.

Es wäre zwecklos und auch kaum möglich, alle die zahlreichen Geschwulsttheorien, die im Laufe der Zeit aufgestellt wurden, hier anzuführen, die meisten von ihnen decken sich in der Hauptsache mit einer der im vorstehenden besprochenen Theorien. Zusammenfassend kann gesagt werden, daß alle die ausgedehnten und mühsamen morphologischen Untersuchungen zwar die formale Genese der Blastome ziemlich weitgehend klargestellt haben, die kausale Genese aber nicht befriedigend zu erklären vermochten. Umso größere Erwartungen wurden daher auf eine experimentelle Bearbeitung der Frage gesetzt, die insbesondere von den zahlreichen Krebsforschungsinstituten, zum Teil mit großen Mitteln und an einem großen Tiermaterial, in Angriff genommen wurde.

VII. KAPITEL.

EXPERIMENTELLE GESCHWULSTFORSCHUNG.

Die einschlägigen Arbeiten können der Übersichtlichkeit wegen in zwei große Gruppen geteilt werden. Die eine derselben beschäftigt sich mit Übertragung von Tumoren des Menschen auf Tiere und ganz besonders mit der Übertragung von Spontantumoren der Tiere auf Tiere derselben oder einer anderen Art; die zweite Gruppe von Arbeiten geht darauf aus, durch Eingriffe verschiedener Art künstlich echte Blastome beim Tier zu erzeugen. Es ist von vornherein klar, daß für das Problem der Geschwulstätiologie nur die zweite Gruppe von Untersuchungen in Betracht kommt, während eine geglückte Übertragung von Blastomen von Tier auf Tier nichts über die Entstehung von Primärtumoren auszusagen vermag, sondern nur eine künstliche Erzeugung von Metastasen (Impf- oder Implantationsmetastasen) in einem anderen Organismus bedeutet. So wertvoll auch diese Untersuchungen für die Klärung mancher Geschwulstfragen, z. B. für die Frage der Immunität geworden sind, so wenig vermögen sie über die Frage der Ätiologie der Geschwülste Aufschluß zu geben. „Nicht das Studium der Transplantationskrebse, sondern nur die willkürliche Erzeugung von primären Krebsen kann uns in der Erforschung der kausalen Genese der Krebse weiterbringen, sie ist also das Hauptproblem der zukünftigen wissenschaftlichen Krebsforschung.“ (Orth.)

Die Versuche, echte Blastome des Menschen auf Tiere zu übertragen (Lit. bei Lewin), hatten die Annahme einer parasitären Ätiologie der Geschwülste, ganz besonders die ätiologische Rolle von Zellparasiten (vgl. früher) zur Grundlage. Kommen solche aber nicht in Betracht, dann erscheinen diese Versuche wenig aussichtsreich, da sie ja zur Voraussetzung haben, daß das verimpfte Tumorgewebe nicht nur lebensfähig einheilt, sondern seine Proliferationsfähigkeit behält und tatsächlich weiterwächst. Denn Geschwülste wachsen nur aus sich heraus und wandeln nicht das am Ort der Einnistung befindliche Gewebe in Tumor um. Eine derartige Einheilung artfremden Gewebes findet aber, wie durch zahlreiche Versuche und bei den Transplantationen der Chirurgen festgestellt wurde, nicht statt. Wenn auch überpflanztes artfremdes Gewebe unter besonders günstigen Versuchsbedingungen gelegentlich einheilt und anscheinend längere Zeit erhalten bleiben kann, um erst später der Rückbildung anheimzufallen, so wurde doch niemals an derartigen Implantaten lebhaftere Wucherung oder gar autonome Proliferation beobachtet. Wenn Fütterer die Übertragbarkeit der Krebszellen von Mensch auf Tier für erwiesen hält, so findet diese Behauptung in der früheren Literatur gewiß keine genügende Stütze, denn die meisten der einschlägigen Versuche, z. B. jene von Leopold oder Gargano, sind keineswegs verwertbar. In neuerer Zeit versuchte Lewin ein Cervixcarcinom auf Ratten und ein Ovarialcarcinom in die Bauchhöhle von Hunden zu überpflanzen. In beiden Versuchsreihen erhielt er Geschwülste, die sich weiter übertragen ließen, doch schwankte bei den Impfprodukten, wie er selbst angibt, die Diagnose zwischen einem Granulationsgewebe und einer sarkomartigen Bildung. Lewin entschied sich für letztere Diagnose; jedenfalls bedürfen diese Befunde einer Nachprüfung und Bestätigung, ehe weitere Schlußfolgerungen möglich sind.

Sehr auffällig sind die Versuchsergebnisse Keyssers. Er anerkennt mit Recht eine gelungene Übertragung einer Geschwulst vom Menschen auf das Tier nur dann, wenn 1. die übertragene Geschwulst sich am Ort der Einimpfung entwickelt, 2. wenn sie strukturell mit dem verimpften Ausgangstumor im allgemeinen übereinstimmt, und 3. wenn die neugebildete Geschwulst fortdauerndes Wachstum zeigt und sich auf gleichartige Tiere dauernd in Passagen weiterimpfen läßt. Diesen Forderungen entspricht nach Keysser keine der bis dahin vorgenommenen Geschwulstübertragungen. Er selbst wählte Tumoren aus, die ein besonders schnelles Wachstum zeigten und in besonderer Weise vorbehandelt waren. Er suchte die zu übertragende Geschwulst durch Strahlenbehandlung in einen Zustand höchster Reizwirkung zu versetzen und eine Sensibilierung oder Entspezifizierung des Tumorgewebes durch intravenöse Injektion von körperfremden Tumorautolysaten zu erzielen[1]). Auf diese Weise übertrug er ein Plattenepithelcarcinom, ein sarkomatöses Carcinom, ein Zylinderzellcarcinom und ein gemischtzelliges Sarkom auf weiße Mäuse. Es entstanden nach vielen Monaten Impfgeschwülste, welche nach Aschoff wirkliche Blastome waren. Aschoff gibt unter der Voraussetzung, daß nicht spontane Mäusetumoren vorgelegen haben, die Möglichkeit zu, daß im Anschluß an die Verimpfung menschlicher bösartiger Tumoren die Entwicklung histologisch davon verschiedener, aus den Mäuseorganen hervorgegangener, bösartiger Mäusegeschwülste angeregt worden ist. Keysser meint daher, „es dürfte jetzt nur eine Frage der Zeit und der Technik sein, um gesetzmäßig im großen Maßstab menschliche Geschwülste auf Tiere verimpfen zu können". Ob diese Schlußfolgerung berechtigt ist, wird wohl erst durch weitere Untersuchungen festgestellt werden müssen; man darf nicht übersehen, daß Keyssers Versuchsergebnisse den von ihm selbst aufgestellten Forderungen im zweiten Punkt nicht entsprechen.

In jüngster Zeit gelang es E. V. Ullmann, Papillome der Kehlkopfschleimhaut eines sechs Jahre alten Knaben auf die Vaginalschleimhaut einer Hündin mit positivem Erfolg zu überimpfen; an den Impfstellen entstanden verästelte Papillome. Hier handelt es sich aber nicht um Übertragung echter Geschwülste, sondern einer chronisch-entzündlichen Gewebsbildung, analog den spitzen Kondylomen und gewissen Verrucaformen. Tatsächlich zeigten die exakt durchgeführten

[1]) Eine genauere Angabe über die Versuchsanordnung liegt zurzeit nicht vor.

Versuche Ullmanns, daß die Übertragung auch durch zell- und bakterienfreie Filtrate gelang. Ullmann faßt daher die Larynxpapillome als ein den Hautwarzen nahestehendes, entzündliches Reaktionsprodukt auf ein invisibles, filtrierbares Virus auf.

Während also Übertragung echter Blastome des Menschen auf Tiere bis vor kurzem nicht gelang und auch heute noch nicht als einwandfrei bewiesen angesehen werden kann, nimmt die Übertragung von primären Tumoren der Tiere auf Tiere einen sehr breiten Raum in der experimentellen Geschwulstforschung ein und hat zu einer Fülle interessanter und wichtiger Ergebnisse geführt. Es zeigte sich, daß echte Geschwülste im Tierreich sehr verbreitet sind und sowohl bei Warm- als bei Kaltblütern vorkommen, wobei interessanter Weise bei bestimmten Tierarten bestimmte Geschwulstformen überwiegend oder nahezu ausschließlich angetroffen werden (Lit. bei Wasielewski, Teutschländer, Ewald, Beatti und Anderen). So sind die bei Mäusen spontan vorkommenden Tumoren fast ausnahmslos Adenocarcinome der Mamma (nach Apolant nahezu 95% der Mäusegeschwülste), während andere Tumoren wie Chondrome oder Sarkome äußerst selten angetroffen werden. Im Gegensatz hiezu ist der bei Ratten am häufigsten vorkommende Tumor ein Sarkom, bei den Salmoniden ein Carcinom der Thyreoidea usw.. — Experimentell ist es nun seit Jensens und Hanaus Versuchen überaus häufig gelungen, durch Verimpfung kleiner Stückchen oder eines Tumorbreies spontaner Geschwülste von Mäusen (Carcinome, Chondrome), Ratten (Sarkome), Hunden (Lymphosarkom), Hühnern usw. auf andere Tiere der gleichen Art die betreffende Geschwulst mit Erfolg zu übertragen.

Die Resultate waren je nach der Art des verimpften Tumors (seiner „Virulenz") und nach der Art, bzw. Resistenz des Impftieres verschieden. Nach Ehrlich ist die Virulenz einer Geschwulst von maßgebender Bedeutung für ihre histologische Struktur. Weitere Versuche zeigten, daß die Virulenz eines Tumors gesteigert (z. B. durch wiederholte Tierpassage) oder geschädigt werden kann (z. B. durch Kälteeinwirkung), wobei auch histologische Änderungen erzielt werden. Aber auch die Art der zu den Versuchen verwendeten Tiere kann von größter Bedeutung sein, denn Tumoren, die bei Mäusen bestimmter Provenienz kaum oder gar nicht angehen, können bei Mäusen anderer Herkunft leichter angehen und einen relativ hohen Prozentsatz positiver Resultate ergeben. Übertragung von Tumoren auf Tiere anderer Art, selbst auf sehr nahestehende Spezies gelingt nur ausnahmweise; manche der einschlägigen Beobachtungen sind gewiß nicht einwandfrei (vgl. z. B. Strauch), wohl ist es aber in jüngster Zeit Nather gelungen, einen Mäusekrebs mit Erfolg auf Kaninchen zu übertragen. Unter den histologischen Änderungen, die Tumoren im Verlaufe fortgesetzter Übertragungen auf Tiere erleiden, hat mit Rücksicht auf die Pathologie des Menschen die Entwicklung von Sarkomen in Carcinomen am meisten Interesse. Derartige Beobachtungen wurden zuerst von Ehrlich und Apolant gemacht, später von mehreren Autoren bestätigt (Loeb, Bashford, Haaland, Stahr, Lewin u. a.). Es zeigte sich, daß die Sarkomentwicklung stets in die Zeit beträchtlicher Steigerung der Wachstumsenergie fällt; sie wird durch Reizwirkung der Krebszellen auf das Stroma bei entsprechender Prädisposition des betreffenden Tierorganismus erklärt. Auch Übergang eines Adenocarcinoms in einen Plattenepithelkrebs wurde beobachtet (Lewin).

Besonders eingehend wurden, namentlich von Ehrlich und seinen Schülern, die Immunitätsverhältnisse studiert. Die Erfahrung zeigte, daß die Mehrzahl der Mäuse eine natürliche Immunität gegen die Impfung mit Spontantumoren besitzt, die aber durch Virulenzsteigerung (Auswahl der am schnellsten wachsenden Tumoren, Entfernung aller nekrotischen Partien, Passage) überwunden wird. Umgekehrt kann durch entsprechende Maßnahmen (künstliche Immunisierung, Doppelimpfung) die Immunität der Mäuse gegen die Carcinomimpfung erheblich gesteigert werden. Durch eine besondere Versuchsanordnung gelangte Ehrlich zum Nachweis der atreptischen Immunität, die darin besteht, daß bei Tieren mit großen, schnell wachsenden Tumoren eine zweite Impfung entweder überhaupt nicht angeht oder doch eine beträchtliche Verzögerung des Wachstums erkennen läßt. Die Erklärung hiefür fand Ehrlich in der Annahme, daß der erste schnell wachsende Tumor die notwendigen Nährstoffe, „Wuchsstoffe“, an sich reißt, so daß nachgeimpfte Zellen schlecht oder gar nicht zur Entwicklung gelangen. So erklärt Ehrlich auch die Erscheinung, daß sehr virulente Mäusetumoren bei Übertragung auf Ratten nur ein geringes Wachstum zeigen, dann bald resorbiert werden, während sie bei Rückimpfung auf Mäuse (Zickzackimpfung) wieder sehr gut wachsen. Die Geschwulst braucht eben gewisse Wuchsstoffe, die sie im Rattenorganismus nicht findet. Sie wächst hier nur solange, als die von der Maus her mitgebrachten Wuchsstoffe noch ausreichen.

Die exprimentelle Tumorforschung beschäftigte sich auch mit der Beeinflußbarkeit des Geschwulstwachstums durch Änderung der Ernährung (Joannovics), der umgebenden Temperatur etc..

Goldzieher und Rosenthal knüpften an die Angaben Loebs an, denen zufolge Kalium- und Natriumsalze wachstumsfördernd, Calcium- und Magnesiumsalze wachstumshemmend wirken. Da in der Literatur auch Angaben vorliegen, daß junge Tumoren reichlich Kaliumsalze, aber fast kein Calciumsalz enthalten, während sich bei älteren Tumoren eine Abnahme des Kaliumgehaltes und eine bedeutende Zunahme der Calciumsalze findet, injizierten sie Tumormäusen 5% Calcium lacticum, bzw. Kalium citricum und fanden, daß Kaliumbehandlung das Geschwulstwachstum fördert, Calciumbehandlung hingegen das Wachstum hemmt. Aschner prüfte den Einfluß von Nervendurchschneidungen. Durchschneidung des Nervus ischiadicus beschleunigte das Geschwulstwachstum, Durchschneidung der hinteren Rückenmarkswurzeln bewirkte in den ersten acht Tagen Erweichung und Verkleinerung des Tumors, in der zweiten Woche scheint die Größe der Tumoren stationär zu bleiben, um mit Beginn der dritten Woche wieder zuzunehmen. In jüngster Zeit untersuchte Engel den Einfluß der Abderhaldenschen Optone auf das Wachstum von Mäusetumoren (vgl. daselbst auch Literatur über die Bedeutung der endokrinen Drüsen und der Kastration für das Tumorwachstum). Hypophysenopton soll wachstumfördernd, Schilddrüsen- und namentlich Thymusopton wachstumhemmend sein, während Hoden- und Ovarialopton keine besondere Wirkung auf das Geschwulstwachstum ausübten.

Es versteht sich von selbst, daß auch der Einfluß der verschiedensten chemischen Präparate (z. B. Joannovics: Morphium, Cocain, Schleichsche Lösung), Organemulsionen und Extrakte usw., vor allem aber der Röntgen- und Radiumstrahlen auf das Wachstum der transplantierten Tiergeschwülste im Hinblick auf eine Therapie der menschlichen Tumoren erprobt wurde, es ist jedoch hier nicht der Ort, auf die übergroße Zahl einschlägiger Arbeiten genauer einzugehen, die zahlreiche wichtige Tatsachen aufdeckten. Für die Praxis ist von größtem Belange, ob und inwieweit die auf dem angegebenen Weg gewonnenen Erkenntnisse auf die Geschwülste des Menschen Anwendung finden können. Die Beantwortung dieser Frage hängt in erster Linie davon ab, ob man die zu den Versuchen herangezogenen Tiertumoren, vor allem also die Mäusecarcinome, den entsprechenden Geschwülsten des Menschen gleichsetzen kann. Daß es sich bei den in Betracht kommenden Mäusetumoren nach dem makroskopischen und histologischen Befund tatsächlich um Carcinome handelt, wird allseits zugegeben, es darf aber nicht übersehen werden, daß doch sehr wesentliche Unterschiede gegenüber den Carcinomen des Menschen bestehen. So hat Hansemann namentlich auf das zirkumskripte Wachstum und die geringe Metastasenbildung der Mäusetumoren hingewiesen und deshalb ihre Gleichstellung mit dem menschlichen Carcinom abgelehnt. Auch Paltauf hebt diese Unterschiede hervor und bemerkt, daß „diese experimentellen Tumoren in der Art ihres Wachstums immer die Eigenschaften der metastatischen Tumoren der menschlichen Pathologie zeigen", und daß es bei ihnen nur sehr selten zur Bildung regionärer oder allgemeiner Metastasen komme. Er weist allerdings darauf hin, daß im Experiment der Tumor auf ein gesundes Tier übertragen werde, während wir beim Menschen doch eine Disposition annehmen. Auch Apolant, der den Hansemannschen Standpunkt bekämpft, gibt zu, daß zwischen den Tumoren der Mäuse und des Menschen erhebliche biologische Differenzen bestehen (vgl. hiezu auch Teutschländer). Da aber die spontanen Mäusetumoren jedenfalls Carcinome sind, und da viele der beim Studium derselben festgestellten Tatsachen ihre Analogie bei den menschlichen Tumoren finden, ist eine vorsichtige Nutzanwendung der durch die experimentelle Geschwulstforschung gewonnenen Erfahrungen auf die menschliche Pathologie gestattet.

Bei den bisher besprochenen Versuchen hat es sich um Transplantation kleiner Tumorstückchen oder eines Tumorbrei, also um Übertragung lebender Tumorzellen, mithin, wie schon ausgeführt, um die Erzeugung von Metastasen in einem anderen Organismus gehandelt. Es liegt aber auch eine kleine Zahl höchst überraschender Beobachtungen vor, in denen es gelungen ist, Tumoren durch Verimpfung anscheinend zellfreien Materials zu übertragen. Die bisher bekannt gewordenen Beobachtungen betreffen durchwegs Hühnersarkome. Peyton Rous und seine Mitarbeiter Murphy und Tytler experimentierten mit einem Spindelzellensarkom, einem Angiosarkom und einem Osteo-Chondrosarkom des Huhnes. Sie verimpften Berkefeldfiltrate oder über Schwefelsäure getrocknete und pulverisierte Stücke in die Brustmuskulatur von Hühnern mit positivem Erfolg. Analoge Ergebnisse erzielten Fujinami und Inamoto, Pentimalli und Teutschländer. Erstere konnten ein Myxosarkom des Huhnes nach starker mechanischer Zerreibung des Impfmateriales mit oder ohne Sand im Mörser, nach Einwirkung einer Temperatur von 40 oder 50 Grad durch zwei Stunden nach Aufbewahrung des Impfmateriales bei 2—4 Grad durch 48 Stunden oder bei —15 bis —20 Grad durch 2 Stunden mit positivem Erfolg übertragen; auch Verimpfung von zellfreiem Material fiel manchmal positiv aus. Teutschländer arbeitete mit einer Geschwulst, die er als bald mehr desmoplastisches, bald myxomatöses, stellenweise angiomatöses, gemischtzelliges Sarkom bezeichnete, welches die Eigenschaften der Rousschen Sarkome mit jenen des Tumors von Fujinami und Inamoto vereinigte. Bei seinen Versuchen wurde der Tumor zerkleinert, mit Seesand oder Kieselguhr zu Brei zerrieben, tagelang im Schwefelsäureexsiccator getrocknet und nach vollständiger Trocknung im Mörser zu einem feinen Pulver zermahlen. Behufs Filtration wurde der Tumorbrei mit physiologischer Kochsalzlösung zu gleichen Teilen verdünnt, zentrifugiert und durch de Haensche Ultrafilter verschiedener Porengröße filtriert. Sowohl die Versuche mit Tumorpulver als jene mit Filtraten, die prodigiosusdichte Filter passiert hatten, fielen, wenn auch nicht regelmäßig, positiv aus.

Diese verblüffenden Versuchsergebnisse, die zu unseren gesamten sonstigen Erfahrungen auf dem Gebiet der Geschwulstlehre in Widerspruch stehen, verlangen zunächst die Feststellung, ob es sich bei diesen Hühnertumoren tatsächlich um echte Blastome oder um Granulome handelt. Rous faßt diese Geschwülste als echte Sarkome auf, Fujinami und Inamoto bezeichnen ihren Tumor als Myxosarkom, „ohne ihn natürlich mit dem Myxom oder Myxosarkom des Menschen identifizieren zu wollen, doch wollen wir auf die Bezeichnung an und für sich keinen sehr großen Wert legen“. Die durch Verimpfung erzielten Tumoren erschienen manchmal gutartig oder als Granulationsgewebe. Tilp neigt für das Roussche Sarkom mehr der Annahme einer Granulationsgeschwulst zu, Bürger gibt an, daß bei seinen Versuchen mit dem Rousschen Sarkom die Bilder von einem echten Spindelzellensarkom nicht zu unterscheiden waren, daß aber manche Stellen Granulomen entsprachen. Pentimalli hält die Tumoren für echte Geschwülste die sich aus sich selbst heraus entwickeln und Metastasen erzeugen können. Teutschländer schließt für die von ihm bearbeitete Geschwulst die Annahme einer Granulombildung mit aller Bestimmtheit aus. „Der exquisit proliferative Charakter der Geschwulst, ihre ganz kolossale Wuchskraft, das Aussichherauswachsen, das Fehlen jeglicher Heilungstendenz bei unbehandelten Knoten, das aggressive Verhalten gegen die Umgebung, welches sich durch infiltratives und destruierendes Wachstum verrät, die außergewöhnliche Virulenz bei den Transplantationsversuchen und die große Neigung zur Metastasenbildung, endlich der meist innerhalb Monatsfrist mit Bildung bis faustgroßer Tumoren einhergehende, unter kachektischen Erscheinungen zum Tode führende Verlauf gestatten mir, in den uns interessierenden Wucherungen echte maligne Geschwülste oder doch von solchen nicht zu unterscheidende Gewächse zu sehen“. Auch Aschoff hält diese Geschwülste für echte Blastome.

Die weitere Frage muß nun sein, wie die Übertragung dieser Geschwülste erfolgt. Über die in Betracht kommenden Erklärungsmöglichkeiten vgl. die neueste Mitteilung von Teutschländer. Im wesentlichen spitzt sich die Frage darauf zu, ob bei den betreffenden Versuchen nicht doch lebens- und vermehrungsfähige Zellen, denen allerdings eine ganz besondere, kaum glaubliche Widerstandsfähigkeit zugemutet werden müßte, übertragen werden. Ist dies nicht der Fall, dann müßte wohl ein filtrierbares Virus als Erreger dieser Geschwulstart angenommen werden. Teutschländer neigte ursprünglich letzterer Erklärung zu, da er aus naheliegenden Gründen eine Übertragung lebender Zellen durch die Filtrate oder durch Tumorpulver für ausgeschlossen hielt. Gleich der Mehrzahl aller Untersucher vermutete er ein Virus aus der Gruppe der Chlamydozoen als Erreger dieser Tumoren. Neuere, sorgfältige Untersuchungen lassen ihn jedoch an der Richtigkeit dieser Deutung zweifeln. Er weist darauf hin, daß die histologischen Eigenschaften der verschiedenen übertragbaren Hühnertumoren bei Weiterimpfung konstant erhalten bleiben. Man müßte also für die einzelnen Tumorarten verschiedene Erreger annehmen, was mit der Chlamydozoentheorie sehr gut vereinbar wäre. Man müßte dann aber, wie Teutschländer mit Recht hervorhebt, erwarten, daß der supponierte Erreger des Rous-Murphy-Tytlerschen Osteochondrosarkom nur dort derartige Geschwülste hervorruft, wo die Möglichkeit zur Knorpel- und Knochenbildung besteht; tatsächlich entstehen aber Tumoren der gleichen Zusammensetzung auch bei Impfung in den Muskel und in die Haut, während Teutschländer anderseits bei Verimpfung des von seinem Tumor stammenden Materiales in das Periost keine Geschwulst vom Typus des Chondroosteosarkoms erhielt. „Die ubiquitäre Übertragbarkeit des Knorpel-Knochentumors von Tytler ist die Achillesferse der Chlamydozoentheorie“ (Teutschländer), es sei denn, man würde annehmen, daß der Erreger dieser Geschwülste „nicht nur durch (relativ) spezifische sarkomerzeugende, blastogene, sondern auch noch durch spezielle metaplasiogene Fähigkeiten ausgezeichnet ist“, während andere Erreger diese Eigenschaft nicht hätten. Da diese Annahme äußerst unwahrscheinlich ist, sprechen die vorgebrachten Tatsachen sehr gegen die Chlamydozoentheorie und weit mehr für die Annahme einer Zelltransplantation. Nun konnten Teutschländer und sein Schüler Jung durch mühsame Untersuchungen tatsächlich zeigen, daß selbst in Filtraten, die Filter mit den feinsten Maximalporen passiert hatten, noch Zellen gefunden werden können. Bei der geringen Größe der Zellen des Hühnersarkoms (die kleinsten haben einen Durchmesser von etwa 2 μ und einen Kern mit dem Durchmesser von etwa 1·3 μ) und der schleimigen Beschaffenheit ihres Protoplasma ist es möglich, daß sie „auch durch sehr engporige, sogar bakteriendichte Filter, wenn auch nicht direkt durchfiltrieren, so doch sich im Gegensatz zu festeren, bestimmt geformten, filtrierbaren Körperchen hindurchschmiegen könnten“ (Jung). Ob solche Zellen noch lebens- und proliferationsfähig sind, konnte zwar nicht mit Sicherheit erwiesen werden, ist aber nach dem Ergebnis der Impfversuche zum mindesten nicht unwahrscheinlich. Zugegeben also, daß bei den Übertragungen des Hühnersarkoms mittelst Filtraten lebensfähige Tumorzellen eine entscheidende Rolle spielen, wäre zu erörtern, ob dies auch bei den Übertragungen durch Pulver möglich ist. Tatsächlich fand Aschoff im Pulver des Rousschen Tumors Zellen. Das Erhaltenbleiben der Lebensfähigkeit solcher Zellen bei Sauerstoffmangel und vor allem bei der Wasserentziehung ist zwar unwahrscheinlich, aber nach Teutschländer schließlich doch vorstellbar. Diese Frage wäre mit Sicherheit zu entscheiden, wenn die Explantation (Zellkultur in vitro) aus Pulver und Filtraten und die Übertragung der Tumoren durch solche Explantate gelänge.

Jedenfalls ist es heute wieder sehr fraglich geworden, ob es sich bei dem Rousschen Sarkom, wie es zunächst den Anschein hatte, tatsächlich um Erzeugung eines echten Blastoms durch einen belebten Erreger (sarcome infectieux französischer Autoren) oder nicht vielmehr um Transplantation von Geschwulstzellen handelt, denen allerdings eine ungeahnte Lebens- und Widerstandsfähigkeit gegen schädliche Einwirkungen verschiedener Art zukommen müßte. Sollte sich schließlich doch erstere Annahme als richtig erweisen — was aber derzeit sehr fraglich ist — so wäre es jedenfalls gefehlt, hieraus weitergehende Schlußfolgerungen für die Ätiologie der Tumoren oder auch nur aller Sarkome zu ziehen, vielmehr müßte diesen Hühnersarkomen eine Sonderstellung unter den Sarkomen, die ja bekanntlich keine einheitliche Geschwulstgruppe darstellen, eingeräumt werden.

Es bleibt also einstweilen noch unentschieden, ob es sich bei der Übertragung des Hühnersarkoms um Transplantation von Tumoren (analog den Mäuse- und Rattengeschwülsten) oder um wirkliche Erzeugung von primären Geschwülsten handelt. Letzteres Ziel wurde auf verschiedenen Wegen angestrebt.

So wurde versucht, künstlich jene Bedingungen zu schaffen, die nach der Cohnheimschen Theorie die Grundlage für die Geschwulstbildung abgeben (Lit. bei Bommer). In dieser Absicht wurden ganze Embryonen oder größere Stücke eines Embryo im ganzen oder als Brei auf junge oder alte Tiere transplantiert. Askanazy hebt hervor, daß diese Versuche sich von den natürlichen Verhältnissen vor allem dadurch unterscheiden, „daß nicht ein einheitlicher, eiwertiger Keim ausgeschaltet und in einen normal wachsenden Organismus eingeschaltet wird, sondern ein bereits mehr oder minder weit differenzierter Embryo". Bei den Breiversuchen wird künstlich jene Durcheinanderwürfelung der Gewebe vorgenommen, welche die Natur bei den Teratomen spontan ausführt. Der Impferfolg war teils positiv, teils negativ, indem in einer Reihe von Versuchen Gebilde entstanden, die dem Teratoma adultum des Menschen sehr ähnlich waren; Askanazy bezeichnete sie als Teratoide. Zweifellos ist für den Ausfall der Versuche eine individuelle Disposition der Versuchstiere maßgebend, und Askanazy konnte zeigen, daß bei weißen Ratten die Erzeugung von Teratoiden durch Einbringung eines Breies älterer Rattenembryonen in die Bauchhöhle oder in die Bauchtaschen konstant gelingt, daß diese Tiere also eine spezielle Disposition für experimentelle Teratoide besitzen. Meist bilden dieselben sich nach Wochen oder Monaten vollständig zurück, sie können aber auch durch Monate und Jahre persistieren. So sah Pick Persistenz derartiger experimenteller Teratoide beim Huhn $2^1/_2$ Jahre lang, Askanazy bei Ratten gleichfalls über zwei Jahre und Féré zeigte sogar eine Henne mit sieben Jahre alten experimentellen Teratoiden. Hingegen ist es noch niemals gelungen, embryonale Teratome auf diesem Wege experimentell zu erzeugen.

Ausgehend von den Vorstellungen, die gewöhnlich über die Entstehung von Tumoren des Menschen entwickelt werden, wurde nun versucht, die Verimpfung von embryonalen Geweben mit anderen Eingriffen zu kombinieren, die teils eine Abnahme der Gewebswiderstände, teils eine Steigerung der Proliferationsfähigkeit des verimpften Materials herbeiführen sollten. Zahlreiche einschlägige Versuche führten zu keinem Erfolg, doch konnte Askanazy feststellen, daß die Teratoide während der Schwangerschaft, bzw. während der Saugperiode im Wachstum gefördert werden. Vor allem aber erzielte er durch Vorbehandlung des transplantierten Embryonalbreis mit $4^1/_2{}^0/_0$igem Ätherwasser eine sehr beträchtliche Steigerung der Wachstumsgeschwindigkeit und der Größe der erzeugten Teratoide. (Schon früher hatte Reinke mittels Ätherwassers bei Salamandern geschwulstähnliche Wucherungen im Gehirn und an der Augenlinse erzeugt.) In drei Fällen beobachtete Askanazy echtes Geschwulstwachstum, und zwar entwickelte sich in einem Fall aus einem zwei Jahre alten Teratoid ein transplantables Sarkom, in je einem Falle nach fast sechs Monaten ein Carcinom, bzw. ein hämorrhagisches Sarkom. Reinke versuchte nun, ob man durch lipoidstofflösende Mittel, mit denen man Blütensträucher zum vorzeitigen Blühen, Seeigel- und andere Eier zur parthenogenetischen Entwicklung, Organzellen von Kaltblütern zu atypischen Wucherungen gebracht hatte, Gewebe von Warmblütern zu atypischem Wachstum, bzw. zu echter Geschwulstbildung bringen könnte. Er benützte das von Jacques Loeb bei der künstlichen Parthenogenese mit großem Erfolg verwendete Saponin in Verdünnungen von 1 : 50000 bis 1 : 10000 bei einer Einwirkungsdauer von 5 bis 10 Minuten und erhielt tatsächlich ein gesteigertes Wachstum, jedoch niemals echte Blastome. Auch durch mechanische Quetschung ließ sich eine Wachstumssteigerung der künstlichen Teratome erzielen, aber auch hier kam es niemals zu einer echten Geschwulstbildung. In diesen Erfahrungen erblickt Reinke einen Fingerzeig, daß es sich bei den echten Blastomen nicht nur um ein exzessives Wachstum, sondern „um eine atypische Wachstumserscheinung im Sinne der Entwicklungsmechanik handelt“. Die Befunde Askanazys wären so zu deuten, daß in dem verwendeten Impfmaterial zufällig Urzellen mit Sarkomtendenz, bzw. Carcinomtendenz sich befanden.

Andere hiehergehörige Versuche fußen auf dem bekannten Befunde B. Fischers, daß Injektion einer gesättigten Lösung von Scharlach R und Sudan III am Kaninchenohr atypische Epithelwucherung hervorruft (vgl. später). So haben Schmincke und Freund Embryonalbrei mit Indol-Skatol in Olivenöl und Kaninchenfett oder mit Skatol und Äther verrieben und hierauf weißen Ratten intraperitoneal einverleibt. In 74% der Versuche erhielten sie polycystische Teratoide, die aber nur experimentell erzeugte Gewebsmißbildungen, nicht aber echte Blastome darstellten.

Endlich seien in diesem Zusammenhange noch die neueren Versuche von Belogolowy angeführt, der früheste Entwicklungsstadien von Frosch- und Krötenembryonen in die Bauchhöhle artgleicher Tiere einbrachte und dabei das Auftreten sarkomartiger Zellen beobachtet haben will, die destruierend in die Gewebe des Wirtes eindrangen. Ob aber in diesen Versuchen tatsächlich Sarkome erzeugt wurden, ist äußerst fraglich. Nach Bierich und vor allem nach Teutschländer, der die Versuche Belogolowys einer genauen Nachprüfung unterzog, werden bei denselben nicht Sarkome, sondern Granulome, bzw. abgekapselte Abszesse erzeugt.

Es ist also nach Verimpfung von embryonalem Gewebe bisher nur in vereinzelten Versuchen Askanazys — außer in den drei angeführten noch in zwei weiteren Fällen — zur Entstehung echter Blastome gekommen. Selbst wenn man annimmt, was aber noch nicht erwiesen ist, daß in diesen Fällen die Geschwulstbildung von dem Teratoid und nicht von den Zellen des Wirtstieres ausgegangen ist, so bilden diese wenigen positiven Ergebnisse doch nur eine Ausnahme, während die zahlreichen negativen Versuche zeigen, daß Verlagerung embryonaler Zellen allein nicht zur Entstehung echter Geschwülste führt.

Eine andere Reihe von Versuchen knüpft an die früher erwähnte Tatsache an; daß bei Personen, die berufsmäßig mit gewissen chemischen Substanzen wiederholt oder andauernd zu tun haben (Schornsteinfeger, Teer-, Paraffin-, Anilinarbeiter usw.), nicht selten Carcinome an bestimmten Körperstellen, die der Schädlichkeit ausgesetzt waren, auftreten. Wiederholt wurde nun versucht, experimentell mit den hier in Betracht kommenden Substanzen beim Menschen Tumoren zu erzeugen, doch blieben alle diese Experimente — von den der neuesten Zeit angehörigen Teercarcinomen sei zunächst abgesehen — ergebnislos. Von den einschlägigen Arbeiten seien hier nur die Versuche von Brosch aus dem Jahre 1900 angeführt, da sie, wie sich in jüngster Zeit zeigte, einen gangbaren Weg wiesen, leider aber nicht konsequent durchgeführt wurden. Nach Entfernung der Haare an der Rückenhaut des Versuchstieres quetschte Brosch eine aufgehobene Hautfalte mit einer Zange. Auf den so entstandenen Substanzverlust (falls sich ein Schorf gebildet hat, wird er entfernt) pinselte er jeden dritten Tag durch 8 bis 12 Wochen Xylol-Paraffin und erzeugte hiedurch atypische Epithelwucherungen, „die sich in keiner Weise von jenen unterscheiden, die Ribbert als beginnendes Hautcarcinom abbildet". Brosch empfahl schon damals Prozesse zu erzeugen, die mit Koagulationsnekrose einhergehen, die Abheilung dieser Prozesse hintanzuhalten und Substanzen hinzuzufügen, die wie Paraffin, Teer, Ruß usw. erfahrungsgemäß Krebsentwicklung nach sich ziehen.

Einen neuen Weg zur experimentellen Geschwulsterzeugung schienen die bereits erwähnten Versuche von B. Fischer zu weisen. Allerdings ist es ihm, wie er es selbst hervorhebt, nur gelungen, Epithelproliferationen hervorzurufen, die trotz allen histologischen Ähnlichkeiten nichts mit Carcinom zu tun haben. Er erblickt in seinen Versuchen den Beweis dafür, „daß es Stoffe gibt, die eine spezifische, starke, chemotaktische Wirkung auf eine bestimmte Epithelart ausüben und dieses Epithel dadurch zu raschem, atypischem Wachstum veranlassen". Er bezeichnete diese Stoffe als Attraxine. Es liegt nahe, daß in der Folge eine große Reihe verschiedenartiger, mehr weniger ähnlich wirkender Substanzen ausprobiert wurde, in der Absicht, auf diese Weise echte Blastome zu erzeugen, vgl. z. B. die Versuche von Stöber und Wacker mit Indol und Skatol. Eine übersichtliche Zusammenstellung der in Verwendung genommenen Substanzen und der erzielten Ergebnisse findet sich bei Wacker und Schmincke, auch bei Ishio Haga. Zusammenfassend läßt sich sagen, daß zwar mehr minder beträchtliche Epithelproliferationen, niemals aber wahre Blastome erzeugt wurden. Auch Versuche, derartige atypische Epithelwucherungen zu transplantieien, schlugen fehl (Lamezan, Hansemann, Huguenin, Ishio Haga).

Die Versuche, durch einmalige oder wiederholte Traumen Geschwülste zu erzeugen (Brosch u. a.), ergaben fast durchwegs ein vollkommen negatives Resultat. Ribbert erzielte durch wiederholtes Abkratzen des sich regenerierenden Epithels an der Unterlippe des Kaninchens Papillome, die sich aber nach Einstellen der Schädigung wieder rückbildeten. In den Kieselguhrversuchen Podwyssotzkys und Schirokogoroffs kam es zur Bildung von Granulomen; Stieve versuchte derartige Kieselguhrgranulome zu transplantieren, doch wurden nur vereinzelte Reaktionen erzielt, die wohl gleichfalls chronisch-entzündlicher Natur und nicht Tumoren waren (Versé).

Hier wären auch die Versuche Stahrs anzuführen, da sie im wesentlichen darauf ausgingen, durch mechanische Insulte Tumoren zu erzeugen. Er konnte zeigen, daß durch fortgesetzte Haferfütterung bei Ratten an der unpaaren, umwallten Papille am Zungengrund geschwulstähnliche Wucherungen entstehen. Die Ursache hiefür ist der Reiz, den das Einbohren der Haferhaare in die Zungenschleimhaut ausübt. Die erzielten Bildungen stimmen nach Stahr mit den von Ribbert beschriebenen beginnenden Carcinomen überein. Er steht auf dem Standpunkt, „daß wir es bei unseren Ratten-Zungengeschwülsten zum mindesten mit einem Anlauf zu einer epithelialen Neubildung, zu einem wahren Blastom zu tun haben". Fibiger hatte bei Nachprüfung zunächst negative Ergebnisse, und zwar, wie Secher meint, da seine Versuche nur 2 bis $2^1/_2$ Monate dauerten, während Stahr erst nach 3 bis 4 Monaten tumorähnliche Veränderungen erzielte. Secher konnte seinerseits bei seinen im Institut von Fibiger ausgeführten Untersuchungen die Angaben Stahrs vollkommen bestätigen, glaubt aber, daß die von ihm erzielten Veränderungen ebenso wie die von Stahr erzeugten Bildungen mit echten Neoplasmen nichts zu tun haben. Nur in einem Falle entwickelte sich in seinen Versuchen ein echtes Plattenepithelcarcinom, und zwar an einer anderen Stelle der Zunge als an jener, an welcher sich die gewöhnlichen Haferläsionen finden. Das Carcinom entwickelte sich weiter, auch nachdem die Haferfütterung schon längere Zeit ausgesetzt worden war. — Die Haferveränderungen sind nach Secher nicht als Vorstadien eines gewöhnlichen Carcinoms zu betrachten, letzteres ist nicht einfach als unmittelbare Fortsetzung, als ein vorgeschrittenes Stadium der gewöhnlichen Veränderungen, sondern als eine Komplikation anzusehen. Da aber Fibiger später bei entsprechend längerer Versuchsdauer analoge Resultate erzielte, hält Bommer es für wahrscheinlich, daß die durch Haferfütterung hervorgerufenen Veränderungen an der Rattenzunge ursächlich mit der Krebsbildung zusammenhängen.

Nach den Erfahrungen aus der menschlichen Pathologie lag ferner der Versuch nahe, durch Röntgen- oder Radiumstrahlen experimentell maligne Geschwülste zu erzeugen, doch ist dies — man möchte sagen, auffallenderweise — bisher nicht gelungen. Es liegt aber eine Angabe von Pierre Marie, Clunet und Raulot-Lapointe vor (zitiert nach Bommer), derzufolge bei zwei Ratten auf dem Boden einer zwei Jahre bestandenen Radiumdermatitis je ein rezidivierendes, transplantables Spindelzellensarkom entstand.

Die verschiedenen Versuche, durch pathogene Mikroorganismen oder Saprophyten Blastome zu erzeugen, können füglich übergangen werden — bezüglich aller dieser Versuche gilt, was früher über die angeblichen Parasitenbefunde in echten Tumoren gesagt wurde.

Von größter Bedeutung für die experimentelle Geschwulstforschung wurden aber die bekannten Spiropterenversuche Fibigers, da sie jedenfalls die ersten Versuche darstellen, bei welchen einwandsfrei im Experiment Tumoren erzeugt wurden. Fibiger ist es gelungen, in dem mit Plattenepithel bekleideten Magenabschnitt (Vormagen) der bunten Laboratoriumsratte durch Infektion derselben mit einem bei der Ratte schmarotzenden Rundwurm, dessen Entwicklung vom Ei zur Larve in Zwischenwirten, Schaben (Periplaneta americana, Periplaneta orientalis, Phyllodromia germanica), stattfindet, Entzündung und papilläre Geschwulstbildungen, in einzelnen

Fällen zugleich echte, metastasierende Carcinome hervorzurufen. Der Rundwurm stellt eine neue Nematodenart dar, für welche der Name Spiroptera neoplastica oder Gongylonema neoplasticum vorgeschlagen wird. Die Spiropteren schmarotzen bei verschiedenen Rattenarten und Mäusen, auch bei Kaninchen, Meerschweinchen, Eichhörnchen und Igeln in dem mit Plattenepithel ausgekleideten oberen Abschnitt des Verdauungstraktes, erzeugen hier die gleichen Veränderungen wie bei Ratten, jedoch kein Carcinom. Bei den Ratten entstehen zunächst Hyperkeratosen, später papilläre Exkrescenzen und dann — frühestens nach 60 bis 64 Tagen, meist erst nach drei oder vier Monaten — allenfalls Carcinome. Im ganzen wurden bei mehr als 100 Ratten Carcinome des Vormagens erzeugt. Das Spiropterencarcinom hat den typischen Bau des gewöhnlichen Plattenepithelcarcinoms, wächst infiltrierend und bildet Metastasen. Es wächst weiter, auch wenn die Spiropteren an Zahl abnehmen oder ganz verschwinden; in den Metastasen fehlen sie vollständig. Bei einzelnen Ratten, namentlich nach Infektion mit freipräparierten Spiropteralarven, tritt auch eine Glossitis und in einigen Fällen ein Carcinom der Zunge auf. Auch bei einzelnen Mäusen gelang die Erzeugung eines Spiropterencarcinom, das sich hier auch als transplantabel erwies, wobei die Spiropteren in den Transplantaten (ebenso wie in Metastasen) fehlen. Von prinzipieller Bedeutung ist nun die Tatsache, daß die Erzeugung des Spiropterencarcinoms bei schwarzweißen Ratten in 50 bis 60% der Tiere, bei Wanderratten nur bei 11 von 34 Tieren, bei Hausmäusen nur bei einem Tier unter 38 und schließlich bei weißen Mäusen in drei Fällen unter 59 gelang. Diese Erfahrungen führen Fibiger zu dem Schluß, „daß verschiedene individuelle Empfänglichkeit für die krebserzeugenden Reize vorhanden ist, d. h. eine verschiedene individuelle Prädisposition".

Die grundlegende Entdeckung Fibigers, daß man durch Verfütterung von Spiropteren bei Ratten in einem hohen Prozentsatz der Fälle Carcinom erzeugen könne, blieb nicht vereinzelt. Borrel hatte in Lebersarkomen der Ratte, einmal auch in einem Adenocarcinom der Niere, ebenso auch Hirschfeld in einem zwischen den Dünndarmschlingen gelegenen, spindelzelligen Angiosarkom den Cysticercus fasciolaris, die Finne der Taenia crassicollis, gefunden, die bei Katzen vorkommt. Bullock und Curtis verfütterten nun Suspensionen von Exkrementen, die Eier dieser Taenia enthielten, an Ratten und erzielten hiedurch bei Tieren, welche die Übertragung der Parasiteneier längere Zeit überlebten (frühestens nach acht Monaten), in der Leber Sarkome, welche von der den Cysticercus umgebenden Bindegewebskapsel ausgingen. Solche Tumoren wurden bei 210 Tieren erzeugt; es handelte sich teils um spindelzellige, teils um polymorphzellige Sarkome. Von 43 Tumoren waren 41 transplantabel.

Dem Spiropterencarcinom und Cysticercussarkom kommt um so größere Bedeutung zu, als ja schon früher ein ätiologischer Zusammenhang zwischen gewissen Parasiten und manchen Blastomen des Menschen vermutet wurde, aber nicht erwiesen werden konnte. Hier ist vor allem das Schistosomum (Distomum) haematobium (Bilharzia) zu nennen, dessen Weibchen die Eier teils in der Blutbahn, teils in den Geweben, ganz besonders aber in den Wandschichten der Harnblase ablegt. Es kommt hiedurch zu einer chronischen Cystitis, auf Grund welcher sich (eierhältige) Blasensteine, blumenkohlartige Papillome und auch Carcinome entwickeln. Nach Goebel sind die gutartigen Bilharziatumoren Granulationsgeschwülste, die aus einer Cystitis cystica hervorgegangen sind; doch kommen in 50% der Fälle maligne Tumoren vor, und zwar fast ausschließlich Carcinome, unter diesen vorwiegend Cancroide.

Bezüglich zahlreicher einschlägiger Einzelbefunde sei auf die Angaben bei Bommer, Fibiger und anderen verwiesen. Hier sei nur erwähnt, daß bei Gegenwart der Fasciola hepatica (Distomum hepaticum) in der Leber des Menschen einmal auch atypische Epithelwucherungen gefunden wurden, ferner daß Ansammlung zahlreicher Exemplare von Opisthorchis felineus (Distomum felineum) in den Gallengängen des Menschen zunächst Cholangitis und cirrhotische Prozesse, in weiterer Folge aber bisweilen auch atypische Epithelwucherungen oder ausgesprochene Carcinome der Leber, Gallengänge und des Pankreaskopfes hervorruft (Askanazy). Auch das Schistosomum japonicum (Katsurada), der Erreger der Katayamakrankheit, wird mit der Entstehung von Carcinomen in Zusammenhang gebracht. Seine Eier können in der Schleimhaut des Dickdarmes Ursache von chronischen Entzündungen werden, an welche sich in einzelnen Fällen Carcinomentwicklung anschließt. Ebenso liegen Angaben über einen Zusammenhang zwischen Clonorchis sinensis (Distomum spathulatum) und Lebercarcinom vor (Katsurada, Fujii, Yamagiwa und Watanabe). In diesem Zusammenhang sei auch des von Löwenstein und Fibiger erhobenen Befundes von Trichodes crassicauda, einer Nematode, in Papillomen der Harnblase bei Ratten und von Nematoden in Mäusecarcinomen (Borrel und Haaland) gedacht, doch bleibe nicht unerwähnt, daß Marsh und Wülker auch bei gesunden Mäusen Nematoden fanden. — Wasielewski und Wülker beschrieben ferner ein Adenopapillom im Vormagen einer Taube, bei der sie im Magen gleichzeitig eine starke Infektion mit Rundwürmern der Gattung Dispharagus fanden; sie nehmen an, daß die Geschwulst durch den Parasiten hervorgerufen worden sei.

Von sonstigen tierischen Parasiten, die in malignen Tumoren gefunden und mit ihrer Entstehung in Zusammenhang gebracht wurden, seien hier nur noch die Milben genannt. Borrel glaubte, daß die Haarsackmilbe, Demodex follicorum, der Zwischenträger eines Carcinomvirus sei. Eingehende Nachprüfungen, namentlich die von Tsunoda im Orthschen Institut durchgeführten Untersuchungen führten aber zu einer vollständigen Ablehnung dieser Anschauung. Ebensowenig konnten Sauls Befunde, denen zufolge Enzyme von Tarsonemusmilben Ursache der Geschwülste wären, bestätigt werden, vgl. z. B. die Untersuchungen von Marsh und Wülker. Hingegen scheint die Bedeutung einer Krätzmilbe, Cnemidocoptes mutans, für die Entstehung des Mittelfußcancroids („Kalkbein"carcinoms) des Haushuhnes durch die Untertsuchungen von Wasielewski und Teutschländer fast sichergestellt.

Diesen hier in Kürze angeführten und manchen anderen analogen Beobachtungen kommt nun im Lichte der experimentellen Untersuchungen von Fibiger sowie von Bullock und Curtis erhöhte Bedeutung zu. Fibiger ist es als erstem gelungen, die ätiologische Rolle tierischer Parasiten bei der Entstehung echter Blastome experimentell zu erweisen und einen Weg anzugeben, auf dem die willkürliche Erzeugung echter Geschwülste gelingt. In den letzten Jahren ist nun dieses Ziel auch auf einem anderen, noch leichter gangbaren Weg erreicht worden, indem durch wiederholte Teerpinselung im Tierversuch echte Geschwülste erzeugt wurden.

In Anlehnung an die bereits erwähnten Erfahrungen, daß Personen, die beruflich längere Zeit und intensiv der Einwirkung von Teer, Paraffin, usw. ausgesetzt sind, nicht selten an typischen Stellen an Carcinom erkranken, wurde wiederholt versucht, mit Hilfe der genannten Substanzen, experimentell bei Tieren Carcinome zu erzeugen (Hanau, Cazin, Brosch, Stahr, Ullmann und viele andere). Alle diese Versuche fielen negativ aus. Als aber japanische Autoren diese Versuche mit großer Geduld genügend lange Zeit hindurch fortsetzten, erzielten sie vollen Erfolg. Yamagiwa und Ichikawa konnten 1915 berichten, daß sie durch wiederholte Bepinselung des Kaninchenohres mit Steinkohlenteer echte Geschwulstbildung erzielten. Die Pinselung wurde alle drei bis vier Tage wiederholt; es entstanden zunächst Hyperkeratosen, sodann Papillome (Follikuloepitheliome) und später in einzelnen Fällen Carcinome. Die carcinomatöse Umwandlung erfolgte zwischen dem 55. und 360. Tag, in der Mehrzahl der Fälle nach dem 150. Tag. In einzelnen Fällen konnten auch Metastasen in den regionären Lymphdrüsen nachgewiesen werden. Bald darauf (1918) gelang es Hidejiro Tsutsui mit der gleichen Methode der wiederholten Teerpinselung bei der weißen Maus dieselben Veränderungen, Hyperkeratosen, Papillome und Carcinome, zu erzeugen. Seither ist diese Methode der experimentellen Geschwulsterzeugung von zahlreichen Autoren an verschiedenen Orten, so von Fibiger und Bang, Bierich, Deelmann, Bloch und Dreyfuß, Teutschländer, Lipschütz usw. mit bestem Erfolg angewendet worden, wobei die Befunde der japanischen Autoren vollinhaltlich bestätigt und nach manchen Richtungen erweitert werden konnten. Alle diese Versuche zeigen in übereinstimmender Weise, daß es zunächst zum Haarausfall und zu einer Verdickung der Haut, zu einer chronischen Dermatitis mit Ulzerationen, Vernarbung und Hyperkeratosen, später zur Bildung von Papillomen und Hauthörnern und endlich zur Entwicklung von Carcinomen kommt. Das Wachstum solcher Geschwülste kann unvermindert anhalten, auch wenn die Teerbepinselung später ausgesetzt wird. In einzelnen Fällen macht das Carcinom auch Metastasen in den regionären Lymphdrüsen, in einer relativ geringen Zahl von Fällen waren die Carcinome auch transplantabel. Außerdem berichten Fibiger und Bang auch über die Entstehung gemischter Geschwülste, Carcino-Sarkome, die leicht transplantabel waren. Dabei zeigte sich bei weiterer Übertragung, daß das Spindelzellensarkom immer mehr überwog, bis schließlich der Tumor in ein reines Sarkom überging (vgl. die früher erwähnten analogen Beobachtungen bei Übertragung spontaner Mäusetumoren). Aus einer Zusammenstellung von Fibiger und Bang ergibt sich, daß 15 Mäuse, die höchstens 39 Tage nach Beginn des Versuches am Leben blieben, nur leichte Veränderungen aufwiesen. 28 von 30 Mäusen, welche den Beginn der Versuche 103 bis 333 Tage überlebten, zeigten Papillome und Hauthörner, welche in 24 Fällen von Carcinomentwicklung (darunter in zwei Fällen von Carcino-Sarkom) begleitet waren. 26 von diesen Mäusen hatten den Beginn der Versuche 1/2 Jahr oder länger überlebt; von diesen zeigten 24 Carcinome; sechs derselben gingen mit Metastasenbildung in den axillaren Lymphdrüsen, zwei mit Metastasen in den Lungen einher. Fibiger und Bang fanden Carcinom frühestens 182 Tage nach Beginn der Teerpinselung, doch sprachen die histologischen Befunde dafür, daß die Carcinomentwicklung schon früher begonnen haben dürfte. Aus einzelnen Versuchen Bangs scheint tatsächlich hervorzugehen, daß bei einigen Mäusen schon fünf Monate nach Beginn oder noch früher Carcinom auftritt. Yamagiwa und Ichikawa erzielten auch durch intramammäre Einspritzung von Teer oder einer Mischung von Teer und Lanolin bei 12 von 72 Kaninchen (einer späteren Angabe zufolge bei 23 von 188 Tieren) von den Milchgängen ausgehende Cancroide oder Adenocancroide, von welchen eines Lymphdrüsenmetastasen gesetzt hatte. Fibiger konnte mitteilen, daß Seedorf in seinem Institut durch wiederholte intramammäre Einspritzung ganz kleiner Mengen von Teer bei Mäusen in einem Fall einen Brustkrebs erzeugen konnte, und daß diese Geschwulst transplantabel zu sein schien.

Infolge der Einfachheit der Versuchstechnik steht die Teerbehandlung begreiflicherweise derzeit im Vordergrund der experimentellen Geschwulstforschung. Deelmann erhielt bei Teerpinselung auch Sarkome, (ebenso Lipschütz), die im Gegensatz zu den Carcinomen überimpfbar waren (vgl. früher). Lipschütz machte auf eigenartige Pigmentveränderungen und Wucherungen der Talgdrüsen aufmerksam. Bei grauen und schwarzen Mäusen kommt es unter dem Einfluß der Teerpinselung zum Auftreten großer Mengen melanotischen Pigmentes, zunächst im Epithel, die er als „pigmentierte Pachydermien“ bezeichnet, dann aber auch im Corium; unter Umständen können sich „Melanome mit besonders ausgeprägter Wucherungstendenz“ entwickeln. Ferner beobachtete er als Spätsymptom, meist im 6. oder 7. Versuchsmonat, die Entwicklung kleiner Knötchen, die sich als hypertrophische Talgdrüsen oder als Talgdrüsenzystchen erwiesen. Es sei hier auch darauf hingewiesen, daß Hoffmann, Schreus und Zurhelle durch Verwendung von Paraffinoel ein Talgdrüsenadenom mit stellenweise papillomatösem Bau und zystische Bildungen erzielten, die den Beginn einer malignen Umwandlung zeigten.

Das weitere Interesse wendete sich der Frage zu, ob ein bestimmter Bestandteil des Teers Ursache der Blastombildungen ist. Bayet und Slosse glaubten den Teerkrebs als Arsenwirkung auffassen zu können. Fibiger lehnt jedoch diese Annahme ab, da der von ihm verwendete Teer nur Spuren von Arsen (0.0003%) enthielt. Auch der von Teutschländer verwendete Heidelberger-Gaswerkteer enthielt kein Arsen. Dabei ist es jedoch von Interesse, daß es — einem Zitat von Teutschländer zufolge — Leitch und Kennaway gelungen ist, bei weißen Mäusen durch dreimal wöchentliche Pinselung mit einer alkoholischen Lösung von Kalium arsenicosum Carcinom zu erzeugen. Jordan konnte mit dem bei fraktionierter Destillation des Teers bei 400 Grad gewonnenen Rückstand (Pech) die präkanzerösen Zustände etwa doppelt so rasch hervorrufen als mit Vollteer, während dies mit den abdestillierten Fraktionen nicht gelang. Weitere Versuche von Teutschländer zeigten jedoch, daß Pinselung mit Vollteer wirksamer ist, als jene mit Pech, da es bei ersterer weit regelmäßiger und keineswegs später zur Carcinomentwicklung kommt als bei Pinselung mit Pech.

Eine zusammenfassende Betrachtung der durch die experimentelle Geschwulstforschung zutage geförderten Tatsachen zeigt also, daß es gelungen ist, experimentell echte Blastome zu erzeugen. Von dem Hühnersarkom von Rous, Fujinami und Inamoto und Teutschländer soll einstweilen noch abgesehen werden, solange es, wie früher dargelegt, noch nicht endgültig entschieden ist, ob es sich hiebei tatsächlich um Übertragung zellfreien Materials handelt. Hingegen unterliegt es keinem Zweifel, daß es auf anderen Wegen, so durch Übertragung von Spiropteren und Cysticerken, durch wiederholte Teerpinselung, vielleicht auch durch Arsenpinselung sowie durch Haferverfütterung bei bestimmten Versuchstieren in einem großen Prozentsatz der Fälle gelingt, echte Blastome zu erzeugen, die tatsächlich den Geschwülsten des Menschen vergleichbar sind. Dies ist umso bedeutsamer, als auch die Versuchsbedingungen, unter welchen hier Geschwülste erzeugt werden, in der menschlichen Pathologie eine weitgehende Analogie finden. So hat das Spiropterencarcinom Fibigers ein Vergleichobjekt in dem Bilharziacarcinom des Menschen, und dasselbe gilt mutatis mutandis von dem Teerkarzinom. Wir müssen daher bestrebt sein, eine Vorstellung darüber zu gewinnen, wie es in diesen Versuchen zur Entstehung maligner Tumoren kommt.

Zum Studium dieser Frage ist besonders das Teercarcinom geeignet, da sich hier die einzelnen Veränderungen im Gegensatz zu den Spiropteren- und Cysticercusgeschwülsten an der Körperoberfläche abspielen, also fortlaufend kontrolliert werden können. Die Hauptfrage ist nun, ob der Teer vermittelst besonderer carcinogener Komponenten eine spezifische krebserzeugende Wirkung entfaltet. Diese Frage wird auf Grund der bisher vorliegenden Erfahrungen verschieden beantwortet, im allgemeinen aber wohl verneint. Auch Teutschländer, der sich zuletzt mit diesem Gegenstand beschäftigte, lehnt zwar eine absolut spezifische Wirkung des Teers ab, möchte ihm aber eine gewisse „relative Spezifität" zuerkennen und weist den Standpunkt von Lubarsch zurück, daß das Krebsproblem überhaupt kein Spezifizitäts-, sondern ein Quantitätsproblem ist, und daß es nicht auf die Spezifizität der Reize, sondern auf ihre Stärke und Einwirkungsdauer ankomme. Teutschländer betont dagegen, daß noch kein Beweis dafür vorliege, daß jeder beliebige Reiz bei chronischer Einwirkung Krebs erzeugen könne. Das ist aber auch dann nicht zu erwarten, wenn man sich die Wirkung des Teers vollkommen unspezifisch vorstellt, man wird vielmehr nur von solchen Reizen eine krebserzeugende Wirkung erwarten dürfen, die die gleich zu besprechenden Gewebsläsionen auszulösen vermögen. Daß diese Reize weder absolut noch relativ spezifisch sind, lehren eigentlich schon die bisher vorliegenden Erfahrungen, da die künstliche Krebserzeugung durch Parasiten, chemische und mechanische Schädlichkeiten, also durch sehr heterogene Reize gelungen ist. Wenn Teutschländer ferner die Tatsache, daß bestimmte Parasiten nur in bestimmten Organen bestimmter Tiere Carcinome hervorrufen, im Sinne einer gewissen Spezifizität der Reize deutet, so kann aus denselben Argumenten auch der gegenteilige Schluß gezogen werden. Denn gerade von einem spezifischen Agens würden wir erwarten, daß es mit einer gewissen Regelmäßigkeit seine Wirkung entfaltet; anderseits sind die angeführten Tatsachen wohl verständlich, wenn wir eine bestimmte Disposition des befallenen Organismus voraussetzen, damit die in Betracht kommende Schädlichkeit ihre Wirkung entfalten könne (vgl. später). Daß die Ansiedlung von Parasiten nur an bestimmten Lokalisationen erfolgt, ist uns ja auch aus anderweitigen Erfahrungen bekannt und daher für die Beantwortung der aufgeworfenen Frage nicht verwertbar. Unseres Erachtens sprechen die bisher vorliegenden, experimentell erhobenen Befunde mit größerer Wahrscheinlichkeit dafür, daß in diesen Versuchen die Carcinome durch lokale, unspezifische Einwirkung erzeugt wurden. Der sichere Beweis hiefür wird aber erst erbracht sein, bis eine größere Zahl verschiedenartiger Schädlichkeiten in dieser Hinsicht geprüft sein wird.

VIII. KAPITEL.

ERKLÄRUNG DER GESCHWULSTENTWICKLUNG.

Versuchen wir nun die Wirkungsweise des Teers durch eine Analyse der erzeugten Veränderungen klarzustellen. Wir finden zunächst geringfügige, oberflächliche Epithelläsionen (allenfalls auch durch das Kratzen und Scheuern der Tiere bedingte oberflächliche Exkoriationen), sodann häufig eine leichte Rötung und Schwellung des behandelten Hautbezirkes, Haarausfall, gleichzeitig aber andauernde Epithelregeneration. Nach einiger Zeit sieht man Hyperkeratosen sowie auch Atrophie, später entwickeln sich Papillome und Hauthörner und schließlich — nach mehreren Monaten — entstehen echte Carcinome. Diese Vorgänge spielen sich nach den nunmehr bereits in größerer Zahl vorliegenden Erfahrungen stets in ganz konstanter, fast gesetzmäßiger Weise ab. Wir sehen also, daß durch den Teer andauernd geringfügige Gewebsläsionen erzeugt werden, welche der Organismus zu heilen bestrebt ist. Während nun die Regeneration zunächst lange Zeit hindurch in gewöhnlicher, regelmäßiger Weise verläuft, kommt es nach einiger Zeit zu beträchtlichen Überschußbildungen und allmählich (jedoch nicht immer) zu einem autonomen Wachstum, zu Blastomen. Da liegt wohl der Schluß nahe, daß durch die immer von neuem angeregte Regeneration die Wucherungsfähigkeit eines umschriebenen Zellbezirkes (vielleicht auch mehrerer solcher?) immer höher getrieben wird, bis sie einen weit über das physiologische Maß hinausgehenden Grad erreicht, der die Zellen zu selbständigem, autonomem Wachstum befähigt. Die Entstehung von Blastomen nach andauernd wiederholter Teerpinselung — und die gleiche Betrachtung gilt auch für die Infektionen mit Spiropteren oder Cysticerken — läßt sich also unseres Erachtens ungezwungen durch die Annahme einer durch immer wiederholte, geringfügige Gewebsläsionen stets von neuem angeregten und dadurch exzessiv gesteigerten Zellregeneration erklären, durch welche schließlich Zellen mit abnorm starker Wachstums- und Vermehrungsfähigkeit herangezüchtet werden.

Dieser Erklärungsversuch steht mit allen bei der experimentellen Erzeugung von Blastomen beobachteten Vorgängen in Einklang. So ist es nicht nur begreiflich, sondern direkt eine Voraussetzung, daß Blastome erst nach oft und lange Zeit hindurch wiederholter Teereinwirkung entstehen; wir wissen ja, daß die gleichen Versuche früher, als sie nicht lange genug fortgesetzt worden waren, ergebnislos blieben. Es ist daher auch selbstverständlich, daß maligne Blastome nur bei solchen Tieren auftreten können, die lange genug am Leben blieben. Es ist ferner verständlich, daß die Tumoren auch weiterwachsen, nachdem die Teerpinselung ausgesetzt wurde. Voraussetzung hiebei ist, daß die Schädlichkeit vorher lange genug eingewirkt hat, um abnorm wucherungsfähige Zellen heranzuzüchten. Ist dies der Fall, dann bedarf es keiner weiteren „Reize" für die Weiterentwicklung der Geschwulst. Es ist dann auch begreiflich, daß solche Tumoren transplantabel sein können.

Dürfen wir also das Wesen der experimentellen Geschwulsterzeugung in einer durch immer wiederholte Gewebsschädigung stets von neuem angeregten und so abnorm gesteigerten, künstlich abnorm hochgetriebenen regenerativen Zellneubildung erblicken, so ist es nicht wahrscheinlich, daß den Spiropteren oder dem Teer eine spezifisch carcinogene Wirkung zukommt, vielmehr liegt die Annahme weit näher, daß es durch Einwirkung ganz verschiedener Schädlichkeiten gelingen wird, in gleicher Weise wie durch Teer experimentell echte Blastome zu erzeugen — für Arsen scheint dies schon erwiesen zu sein. Voraussetzung dürfte hiebei sein, daß der betreffende „Reiz", sei er welcher Art immer, quantitativ entsprechend abgestuft ist, d. h. weder zu geringfügig noch zu intensiv ist, und daß das Versuchstier, bzw. das der Schädlichkeit ausgesetzte Gewebe überhaupt auf den betreffenden Reiz reagiert, also für denselben „disponiert" ist. Denn auch bei den Teer- und Spiropterencarcinomen ist die Annahme einer besonderen Disposition — leider — unerläßlich. Auf den ersten Blick könnte man freilich meinen, einer solchen bei den Teercarcinomen völlig entraten zu können, da durch Teerpinselung bei weißen Mäusen, falls sie den Versuchsbeginn lange genug überleben, angeblich in nahezu 100 % der Tiere und an jeder beliebigen Hautstelle Carcinome erzeugt werden können. Dies schien dafür zu sprechen, daß die Annahme einer besonderen Disposition und speziell einer besonderen vererbten Zellbeschaffenheit für die Geschwulstentstehung überflüssig ist. Und doch ist dem nicht so. Zunächst zeigt sich, daß nicht allerorts mit Teerpinselung 100 % positive Erfolge erzielt wurden. Während Teutschländer diese Angabe bestätigt (vgl. auch Lipschütz) und erklärt, daß man bei jeder über 4 Monate mit dem Heidelberger Gaswerkteer (Vollteer) gepinselten weißen Maus auf Carcinombildung rechnen könne, erzielte z. B. Mertens in München unter 200 Versuchen nur einmal eine Geschwulst, die mit einigem Recht als

Carcinom angesprochen werden konnte. (Dem Referat über den betreffenden Vortrag zufolge soll sogar gesagt worden sein, „von 100 % positiven Erfolgen zu sprechen, sei direkt ein wissenschaftlicher Skandal"!) Zweifellos spielt die Art des Teers, wie viele Untersucher feststellten und wie auch eigene Versuche uns lehrten, eine große Rolle, indem manche Teerarten auch bei lang wiederholter Pinselung nur allzu geringfügige Gewebsläsionen setzen und daher keine weitere Wirkung ausüben können. Es darf überdies nicht vergessen werden, daß auch in den günstigsten Versuchsreihen alle jene Tiere in Wegfall kommen, die noch vor der Tumorentwicklung eingingen [1]). Da nicht erwiesen ist, daß auch bei diesen Tieren, falls sie nur lange genug gelebt hätten, Tumoren entstanden wären, kann nicht mit Sicherheit von 100 % positiven Ergebnissen gesprochen werden. Noch wichtiger ist, daß dieselbe Schädigung, wie schon betont, nicht bei allen Tierarten zu Tumorentwicklung führt, ja, daß sich in dieser Beziehung wesentliche Unterschiede sogar zwischen einander nahe verwandten Tiergattungen ergeben. Während Teerpinselung bei Mäusen zum mindesten häufig Tumorentwicklung zur Folge hat, versagt diese Methode bei Ratten vollständig; umgekehrt entstehen nach Spiroptereninfektion bei Ratten in über 50 %, bei Mäusen in kaum 5 % der Versuchstiere Blastome (vgl. hiezu die früher angeführten Zahlen Fibigers). Es besteht also zweifellos eine ganz verschiedene Reaktionsfähigkeit der Zellen verschiedener Tiere gegenüber derselben Schädlichkeit, eine ganz verschiedene Disposition, die nach Ansicht einzelner Autoren (vgl. z. B. Lipschütz) auch innerhalb derselben Tierart individuell verschieden sein kann. Lubarsch zieht allerdings aus den vorliegenden Tatsachen den Schluß, daß weder eine besondere individuelle noch eine örtliche, wohl aber eine Artdisposition bei der Krebsentstehung eine Rolle spiele. Inwieweit die natürliche Resistenz bestimmter Tierarten gegen Tumorentstehung durch künstliche Eingriffe überwunden werden kann, inwieweit die Disposition für Tumorentwicklung vererbt ist oder erworben werden kann, müssen weitere Untersuchungen zeigen.

Es unterliegt keinem Zweifel, daß die hier entwickelte Anschauung über die Entstehung der experimentell beim Tier erzeugten Blastome sich ungezwungen auch zur Erklärung mancher, und zwar auch maligner Tumoren des Menschen, anwenden läßt [2]), oder richtiger, eine Bestätigung

[1]) Zur Vermeidung von Tierverlusten empfiehlt sich namentlich im Beginn der Teerpinselung große Vorsicht.

[2]) Es wäre zu erwägen, ob die angenommene Heranzüchtung besonders vermehrungs- und wucherungsfähiger Zellen durch immer von neuem angefachte

einer Auffassung bildet, die schon wiederholt auf Grund mannigfacher Erfahrungen auf dem Gebiet der menschlichen Pathologie entwickelt wurde. Denn es bedarf wohl keiner besonderen Erwähnung, daß die Erklärung vieler Blastome durch abnorm gesteigerte regenerative Zellneubildung bei bestehender, sei es ererbter, sei es erworbener Disposition keineswegs neu ist. Viele Erfahrungen aus der menschlichen Pathologie haben ja schon längst zu ähnlichen Schlußfolgerungen geführt. So sagt Orth bei Erörterung der Kombination von Lebercirrhose und primärem Leberkrebs: „Man wird doch unwillkürlich zu der Frage angeregt, ob nicht etwa hier eine aus irgend einer unbekannten Ursache entstandene, vikariierende Hypertrophie über dieses Ziel hinausgehe und durch atypisches Wachstum zu einer Geschwulstbildung führe“. Paltauf schließt sich dieser Auffassung an und sagt: „Ich muß gestehen, ich möchte die Carcinomentwicklung in der cirrhotischen Leber als das Schlußglied einer Reihe betrachten, die mit stark vorspringenden, hypertrophierenden Leberinseln in einer Cirrhose beginnt, durch Geschwulst-Adenombildung zum typischen Carcinom hinüberführt.“ Nach Orth ist die Umwandlung der Epithelzelle zur Krebszelle „das Resultat einer mehr oder weniger langen Entwicklungsreihe, einer fortschreitenden Veränderung von Epithelzellen, wobei durch Schädigung gewisser in den Zellen selbst beruhender Hemmungsvorrichtungen die immanente Wachstums- und Wucherungsfähigkeit der Epithelzellen in immer schrankenloserem Maße zutage tritt“. Diese Annahme ist mit der hier entwickelten Vorstellung von der Bedeutung einer pathologisch gesteigerten Regeneration recht wohl vereinbar. Dasselbe gilt von der Auffassung Israels. „Die Nachkommen von Deckzellen, in denen durch häufige Wiederholung der die Proliferation auslösenden Einwirkungen beständig weitere Zellteilungen hervorgerufen werden und somit das Fortpflanzungsgeschäft nicht zur Ruhe kommt, erwerben durch Anpassung und Vererbung eine einseitige Steigerung ihrer Fortpflanzungstüchtigkeit, während andere funktionelle und morphologische Eigenschaften sich ändern oder verloren gehen.“ In diesem Sinne können mechanische, chemische, thermische oder parasitäre

---

Regeneration nicht eine besondere Art pathologischen Geschehens darstellt, das, so wie es bei manchen Zellen schließlich zu Tumorentwicklung führt, bei anderen Zellsystemen andere Störungen zur Folge haben kann. So liegt der Gedanke nahe, analoge Störungen zur Erklärung der leukämischen Myelosen und Lymphadenosen heranzuziehen, ohne aber, was ausdrücklich betont sei, etwa diese Bildungen im Sinne Ribberts, Bantis usw. den echten Blastomen gleichsetzen zu wollen.

Einwirkungen verschiedener Art Krebserzeuger sein, wenn sie auf variationsfähige Zellstämme treffen, und soferne sie oft und lang genug einwirken.

Wir könnten noch zahlreiche Autoren anführen, die sich in ähnlichem Sinne äußerten (wie z. B. Bashford, Brosch u. a.), wollen aber hier nur B. Fischer erwähnen, der sich erst in jüngster Zeit mit aller Bestimmtheit zu der in Rede stehenden Frage äußerte. Er meint, wir können nur von zwei Prozessen mit Bestimmtheit behaupten, daß sie mit Geschwulstbildung in direktem Zusammenhang stehen, und zwar 1. von embryonalen Keimausschaltungen und Fehldifferenzierungen, 2. von der pathologischen Regeneration. „Auch bei diesen pathologischen Regenerationen werden wir Fehldifferenzierungen an den Geschwulstkeimanlagen annehmen dürfen. In manchen Fällen wird man es sich vielleicht so vorstellen dürfen, daß durch besondere Einflüsse bei der immer wiederholten und doch durch die gleiche Schädigung gestörten Regeneration die Cambiumzellen der regenerierenden Gewebe schließlich die Potenz der normalen Differenzierung und Einordnung in den Bauplan des Organismus trotz ständig fortschreitender Kernteilung verlieren und damit den Charakter der Geschwulstzellen erlangen". In gleicher Weise, wie wir früher ausführten, meint auch Fischer, „die Eingriffe und Schädigungen müssen genau abgestuft sein, sonst wird die Schädigung des Gewebes zu stark, es stirbt alles ab, oder die Regeneration wird zu gering und führt uns nicht weiter".

Die Annahme, daß eine immer von neuem angefachte und über das physiologische Maß gesteigerte, pathologische Regeneration Ursache von Geschwulstbildung werden kann, nicht muß, gibt vor allem eine Erklärung für manche Tatsachen, die das Studium der menschlichen Geschwülste sichergestellt hat. So zeigen, wie früher ausgeführt wurde, vielfältige Erfahrungen in überzeugender Weise, daß Carcinome häufig an Körperstellen entstehen, an welchen chronische Reize irgendwelcher Art eingewirkt haben. Die Virchowsche Irritations-(Reiz-)theorie beschränkt sich eigentlich darauf, diesen Zusammenhang zwischen Reizwirkung und Tumorbildung festzustellen, ohne ihn erklären zu können. Denn wenn auch Versuche von Jacques Loeb und anderen (vgl. z. B. die jüngsten Untersuchungen von Novak und Eisinger) zeigten, daß man experimentell bei Protozoen, bei Eiern von Wirbellosen und von Wirbeltieren, ja selbst von Säugetieren (Ratten) eine der Parthenogenese ähnliche Zellteilung hervorrufen könne, so ist es doch mehr als fraglich, ob wir beim Menschen die Existenz formativer Wachstumsreize im Sinne Virchows annehmen sollen. B. Fischer hat in seiner eben zitierten Arbeit auch darauf hingewiesen, daß die Reiztheorie in ihrer ursprünglichen Fassung nicht imstande ist, die lange Latenzzeit zu erklären, die zwischen Reizwirkung und Tumorentwicklung verstreicht. Wohl aber läßt sich für die Entstehung von Geschwülsten beim Menschen durch Einwirkung „chronischer Reize" ein Verständnis gewinnen, wenn wir eine immer wieder unterbrochene und immer wieder von neuem angeregte Regeneration als ursächlichen Faktor für das pathologisch gesteigerte Zellwachstum heranziehen. Es gilt dies für alle früher angeführten Beispiele wie Krebs der Paraffin-, Teer-, Anilinarbeiter, für die Röntgenkrebse, für die Krebse auf dem Boden chronischer Geschwüre und Narben, für den Kangrikrebs, für die Krebse an den physiologischen Engen des Verdauungstraktes, für die Carcinome bei Cholelithiasis, bei Lebercirrhose, für das seltene Callussarkom usw.. Es läßt sich auf diese Weise auch verstehen, daß, wie Orth mit Recht hervorhebt, Krebse nicht aus heiler Haut entstehen, „sondern gewissermaßen das Endstadium einer längeren oder kürzeren Reihe pathologischer Vorgänge" darstellen. Gerade bei jenen Prozessen, die als „präkanzeröse" Veränderungen (Orth) in Betracht kommen, spielen sich lebhaft gesteigerte Regenerationen ab. Bei den Teerpinselungen bei Tieren sind es Hyperkeratosen, Papillome und Hauthörner, bei dem Menschen je nach der Art der einwirkenden Schädlichkeit chronische Ekzeme, Epithelhyperplasien, Dermatitiden, Narben, nicht heilende Ulcera, entzündliche Papillome und vieles andere. Auch die Tatsache, daß Carcinome vorwiegend, aber wie immer zahlreichere Erfahrungen zeigen, nicht regelmäßig im vorgeschritteneren Alter auftreten, erklärt sich ungezwungen ohne Annahme einer verminderten Widerstandsfähigkeit des Bindegewebes usw.. Die Heranzüchtung einer abnormen Vermehrungs- und Wucherungsfähigkeit der Zellen durch immer wiederholte, pathologisch gesteigerte, oft zu keinem Abschluß gelangende Regeneration geht eben nur allmählich vor sich und kann naturgemäß im allgemeinen erst spät in Erscheinung treten.

Neben der pathologisch gesteigerten Regeneration spielt, wie früher besprochen, bei der Entstehung von Blastomen, die Disposition eine wichtige Rolle, die in einer verschiedenen Beeinflußbarkeit der Zellen durch verschiedene Schädlichkeiten zum Ausdruck kommt. So mag es zu erklären sein, daß die Teerpinselung nur bei bestimmten Tieren zur Geschwulstentwicklung führt (vgl. früher), und daß beim Menschen gewisse Schädlichkeiten nur in einer bestimmten Zahl von Fällen Krebsentwicklung nach sich ziehen (vgl. Röntgenkrebse u. a.), während andere Individuen besonders leicht an Carcinom erkranken, vgl. z. B. die Beobachtung von Roesch, in welcher ein Paraffinarbeiter drei verschiedene Carcinome aufwies (einen Paraffinkrebs am linken Oberarm, einen Plattenepithelkrebs des rechten Hauptbronchus und ein Adenocarcinom des Magens).

In einem Moment haben wir zweifellos auf Grund vielfacher Erfahrungen aus der menschlichen Pathologie eine Disposition zur Geschwulstentwicklung zu erblicken, das ist die embyronale Zellverlagerung. Manche Geschwülste haben ja diesen Vorgang direkt zur Voraussetzung, wie z. B. Lipome des Gehirnes oder der Nieren, aber auch für die große Mehrzahl der homoiotopen, typischen histoiden Geschwülste gibt, wie schon früher ausgeführt, die Cohnheimsche Lehre, d. h. die Ableitung von verlagerten, überschüssigen und bei der embryonalen Entwicklung unverbraucht liegengebliebenen Keimen die beste Erklärung. Hier sei auch nochmals an die früher angeführte Annahme Rotters extraregionärer Geschlechtszellen als Grundlage der Geschwülste erinnert. Es muß allerdings dahingestellt bleiben, ob tatsächlich der embryonale Charakter des Gewebskeimes und seine Verlagerung, d. h. der Wegfall der normalen Wachstumshindernisse, bzw. die potentielle Vermehrungsfähigkeit der Geschlechtszellen, die über das Maß jener der Somazellen hinausgeht (im Sinne Rotters), allein ausreichen, um Geschwulstentwicklung zu bewirken, oder ob derartige Keime und Zellen nicht erst durch besondere, uns unbekannte Einflüsse zu blastomatösem Wachstum angeregt werden müssen. Unbedingt muß dies aber, wie schon früher besprochen, bei der Entwicklung unausgereifter, atypischer Geschwülste vorausgesetzt werden. Auch für diese Tumoren ist vielfach eine Entwicklung aus embryonal verlagerten Zellen höchst wahrscheinlich. So finden wir relativ häufig derartige Tumoren an solchen Körperstellen, an welchen ursprünglich Spalten vorhanden waren, die sich erst während der embryonalen Entwicklung schließen (fissurale Geschwülste), an welchen also eine Zellverlagerung oder Verwerfung leicht zustande kommen kann. Dieselbe Erwägung kann bezüglich jener Geschwülste geltend gemacht werden, die an Stellen sich entwickeln, an welchen in der embryonalen Entwicklung verschiedenartige Gewebe zusammenstossen und sich miteinander vereinigen oder umgekehrt eine Trennung ursprünglich einheitlich angelegter Organe erfolgt, also an den verschiedenen Körperostien, an gewissen Stellen des Verdauungstraktes usw.. Ist in diesen Fällen eine Entstehung der Tumoren aus verlagerten embryonalen Keimen sehr wahrscheinlich, so kann sie für manche Tumoren wie für branchiogene Carcinome, für die Mischgeschwülste der Parotis oder für Geschwülste aus persistierenden Resten des Wolffschen oder Müllerschen Ganges als sicher gelten (soferne man sich nicht der Auffassung von Mathias über die Progonoblastome anschließt, vgl. früher). Für die Entwicklung unausgereifter, atypischer Geschwülste aus solchen verlagerten Keimen könnte nun in vielen Fällen eine andauernde, durch verschiedenartige Schädlichkeiten ausgelöste und unterhaltene Regeneration in Betracht kommen.

Eine zusammenfassende Betrachtung führt uns also in gleicher Weise wie B. Fischer zu dem Schlusse, daß zwei Vorgänge als Grundlagen der Geschwulstentwicklung sichergestellt erscheinen, einerseits die embryonale Keimverlagerung (oder extraregionäre Verlagerung von Geschlechtszellen?), anderseits die andauernde und gesteigerte Regeneration. Bei ersterer dürfte irgendein auslösendes Moment erforderlich sein, welches zur Geschwulstentwicklung führt, bei letzterer dürften Disposition der betroffenen Zellen und Art der einwirkenden Schädlichkeit von Bedeutung sein. Die Disposition einzelner Zellen und Zellkomplexe zum Geschwulstwachstum kann angeboren sein, kann aber auch im postembryonalen Leben erworben werden. Die Annahme Borsts, daß die Disposition zu Geschwülsten stets angeboren sein muß und auf krankhaften inneren Verhältnissen der Zellen beruht, wird durch die Ergebnisse der modernen experimentellen Geschwulstforschung widerlegt. Die Schädlichkeiten, die Geschwülste hervorrufen, können verschiedener Art sein, wofern sie nur, wie früher erörtert, zu pathologisch gesteigerter Regeneration führen. Mit einiger Einschränkung könnte man vielleicht Alexander Fraenkel beipflichten, wenn er aus dem vorliegenden Tatsachenmaterial den Schluß zieht: „Es wird vielmehr immer wahrscheinlicher, daß letzten Endes mehr oder weniger jede Noxe, jede Art von dauernder Gewebsschädigung zu einer carcinogenen werden kann, wenn auch zugegeben werden muß, daß nicht jede Körperstelle den hiefür gleich geeigneten Boden abgibt. Es ist ferner nicht von der Hand zu weisen, daß die Variabilität der durch das Carcinom hervorgerufenen Krankheitsbilder nicht zum geringsten Teil auch von der im speziellen Fall in Betracht kommenden Noxe bedingt sein wird".

Selbstverständlich sind wir weit davon entfernt, in der hier entwickelten Anschauung über Entstehung der Geschwülste eine definitive Lösung dieses schwierigen Problems erblicken zu wollen, wir glauben aber, daß diese Vorstellungen ein Verständnis für viele Tatsachen auf dem Gebiet der Geschwulstpathologie ermöglichen.

IX. KAPITEL.

VERSCHIEDENE FRAGEN DER GESCHWULSTPATHOLOGIE.

Auf Grund vielfacher Erfahrungen wird z. B. von einer Vererbung von Geschwülsten gesprochen. Tatsächlich ist das gehäufte Auftreten von Geschwülsten in manchen Familien, oft nur in der männlichen oder in der weiblichen Deszendenz, höchst auffallend. Nicht nur bei manchen Chondromen, Fibromen, Naevis, Gliomen der Retina (Lit. vgl. bei Wells), usw., sondern auch bei Carcinomen und Sarkomen liegen einschlägige Erfahrungen in größerer Zahl vor. Gewiß ist diesbezüglich Vorsicht am Platz, da ja Geschwülste ein sehr häufiges Vorkommnis sind, und es daher nicht Wunder nehmen kann, wenn sich auch innerhalb einer Familie mehrere Fälle ereignen. Es liegen aber genügend Beobachtungen bei Menschen und Tieren vor, die die Annahme einer Erblichkeit von Geschwülsten im höchsten Grade wahrscheinlich machen. In solchen Fällen wird aber offenbar nicht die Geschwulst, sondern die Disposition vererbt. Dafür spricht ja auch, daß in sogenannten „Tumorfamilien“ meist Geschwülste verschiedener Art oder in verschiedenen Organen auftreten. Insoweit die Disposition auf dem Vorhandensein verlagerter embryonaler Gewebskeime beruht, würde die Vererbung der Geschwulstdisposition mit der Vererbung von Fehl- oder Mißbildungen auf gleiche Stufe zu setzen sein.

Eine andere, praktisch höchst wichtige Frage ist die Umwandlung sogenannter gutartiger in bösartige Geschwülste. Viele Kliniker halten dies Vorkommnis für häufig und leiten hieraus die Notwendigkeit einer frühzeitigen Entfernung gutartiger Tumoren ab. Es erübrigt sich wohl, die einschlägigen Beobachtungen hier besonders anzuführen. Das bekannteste Beispiel bietet die Entwicklung von Melanosarkomen aus lange Zeit bestehenden, bis dahin anscheinend gutartigen Naevis. Aber auch von anderen Geschwülsten, Fibromen, Chondromen, Papillomen (z. B. der Harnblase), Schleimhautpolypen (z. B. des Magen-, Darmtraktes) ist es bekannt, daß sie nach jahrelangem Bestehen plötzlich ein rasches Wachstum zeigen und nun alle Zeichen einer malignen Geschwulst darbieten. Ob sich in solchen Fällen tatsächlich die maligne Geschwulst aus einer gutartigen entwickelt hat, ist schwer zu erweisen. Hansemann betont mit Recht, „daß die Vorstellung von dem Übergang einer gutartigen Geschwulst in eine bösartige theoretisch auf sehr schwachen Füßen steht, so zuverlässig auch die klinischen Beobachtungen erscheinen.

Ich meinesteils zweifle nicht an der Richtigkeit dieser Beobachtungen, aber über die subjektive Überzeugung kommt man da nicht hinaus." Tatsächlich erscheint manche klinische Beobachtung so eindeutig, daß man sich in einzelnen Fällen der Annahme eines Überganges von gutartigen in bösartige Geschwülste wohl kaum verschließen kann. Die Erklärung dieses Vorganges bietet aber genau die gleichen Schwierigkeiten, wie die Entwicklung maligner Tumoren überhaupt, denn auch bei den gutartigen Geschwülsten haben wir ja mehr weniger ausgereifte Elemente vor uns, die nunmehr in ein überstürztes Wachstum geraten und so unfertige, unausgereifte Zellen bilden. Borst lehnt daher die Annahme einer „malignen Degeneration" gutartiger Geschwülste ab und meint vielmehr, daß die betreffenden benignen Tumoren, die später maligne Eigenschaften aufweisen, „von vorneherein die Bedingungen einer stärkeren Wachstumsdegeneration in sich enthielten". Wachstumshemmende Faktoren halten die Geschwulst zunächst in Schranken; nach Wegfall derselben können unreife, die Zeichen malignen Wachstums darbietende Zellen neugebildet werden. Er meint also, daß „die Fähigkeit zu einer stärkeren Wachstumsentartung in den scheinbar gutartigen Geschwülsten, die später bösartig werden, von vorneherein enthalten ist" und erblickt eine Stütze hiefür darin, daß es meist ganz bestimmte Geschwulstarten sind, „welche erst ein gutartiges Stadium durchlaufen, ehe sie ihre wahre Natur hervorkehren". Uns erscheint es jedoch schwer vorstellbar, daß Geschwülste, die von Haus aus die Potenz malignen Wachstums in sich tragen, unter dem Einfluß wachstumshemmender Faktoren gleichsam ein Stadium der Latenz durchmachen; zum mindesten finden wir für diese Annahme keine Stütze in den Erfahrungen der Geschwulstpathologie. Umgekehrt können wir uns aber sehr wohl vorstellen, daß bei bestehender Disposition zu blastomatösem Wachstum, wie sie ja auch bei gutartigen Tumoren vorhanden sein muß, durch Vorgänge, die z. B. gesteigerte Regeneration auslösen, die Wachstumsfähigkeit und -schnelligkeit gutartiger Geschwülste wesentlich und über das gewöhnliche Maß hinaus gesteigert werden kann, und daß auf diese Weise ein Übergang von gutartigen in bösartige Tumoren gelegentlich zustande kommen mag. Daß Geschwülste — namentlich an bestimmten Körperstellen — infolge ihres Sitzes, des Prominierens über die Umgebung usw. der Einwirkung von äußeren Schädlichkeiten häufiger und in höherem Grade ausgesetzt sein können als unverändertes Gewebe, ist leicht verständlich. So ist es begreiflich, daß Polypen des

Magens und Darmes anscheinend relativ häufig in Carcinom übergehen (vgl. hiezu Versé: „ist ... einmal erst eine adenomatöse Wucherung entstanden, so gibt diese wieder Anlaß zu manchen mechanischen Insulten, die ihrerseits wieder auf das Epithel einwirken und zu weiterer Proliferation es anregen. Und so sieht man dann in den Polypen zwischen den dichtgedrängten, hohen, zylindrischen Zellen solche auftauchen, die einen etwas größeren Kern haben, die ersteren verdrängen und schließlich in ganz atypische Formen an Ort und Stelle übergehen: die Carcinomzelle ist fertig!“). Dasselbe gilt mutatis mutandis für manche Papillome von Schleimhäuten oder der äußeren Haut, für manche Fibrome, Chondrome usw. Gewiß sind aber Übergänge gutartiger in bösartige Geschwülste, wofern sie überhaupt zuzugeben sind, nicht so häufig, daß die Schlußfolgerung abgeleitet werden müsste, gutartige Geschwülste möglichst frühzeitig zu entfernen. Im Sinne der hier entwickelten Anschauung würde es genügen, von den gutartigen Geschwülsten wiederholte Einwirkung von Schädlichkeiten nach Tunlichkeit fernzuhalten, und nur jene Geschwülste, bei welchen derartige Einwirkungen unvermeidlich sind, abzutragen.

Eine besonders umfangreiche Literatur beschäftigt sich mit der Frage, ob einmalige Traumen Ursache von Geschwülsten sein können. Die Frage wird von den einzelnen Autoren verschieden beantwortet, meist für Sarkome bejaht, für Carcinome verneint, wenngleich namhafte Autoren wie z. B. Orth auch bei letzterer Geschwulstart die Möglichkeit einer Entstehung auf Grund eines einmaligen Traumas zugeben. Es gibt bereits eine große Zahl klinischer Beobachtungen[1]), die anscheinend eindeutig zugunsten einer traumatischen Entstehung von Geschwülsten, auch Carcinomen, sprechen, wenngleich begreiflicherweise der sichere Nachweis des ätiologischen Zusammenhanges zwischen Trauma und Geschwulst nicht erbracht werden kann. Gerade auf diesem Gebiet liegt eine Verwechslung des Geschehens post hoc und propter hoc besonders nahe; so läßt sich z. B. sehr häufig oder vielleicht meistens nicht ausschließen, daß eine schon vorher bestandene und unbemerkt gebliebene Geschwulst erst nach Einwirkung eines Trauma in Erscheinung getreten ist oder nach-

[1]) So berichtet z. B. Bommer über eine Patientin, welche von einem Kalb gegen die linke Brust gestoßen worden war. Vier Wochen später trat in der linken Brust an der Stelle, an welcher der Stoß eingewirkt hatte, ein Knoten auf, der nach weiteren acht Wochen an Größe deutlich zunahm. Ganz analoge Beobachtungen liegen in größerer Zahl vor.

gewiesen wurde, vielleicht auch durch das Trauma zu rascherem Wachstum angeregt wurde. In der Unfallsbegutachtung wird gewöhnlich Gewicht darauf gelegt, daß die Geschwulst sich tatsächlich an jener Stelle entwickelt, an welcher das Trauma eingewirkt hat, und daß „Brückenerscheinungen“ (Thiem), d. h. kontinuierliche Beschwerden zwischen Trauma und Tumorentwicklung bestehen. Aber auch wenn diese Voraussetzungen gegeben sind, ist der ursächliche Zusammenhang zwischen Trauma und Tumor gewiß nicht erwiesen (Hansemann), ganz abgesehen davon, daß man bei der Bewertung der sogenannten Brückensymptome sich aus naheliegenden Gründen großer Vorsicht befleißigen muß. Nicht mit Unrecht sagt Borst: „Je nach der Skrupellosigkeit, mit der Statistiken über die ätiologische Bedeutung von Traumen bei Geschwülsten verfaßt sind, schwankt der Prozentsatz der positiv auf Traumen zurückgeführten Fälle bedeutend“ und belegt dies mit Zahlen, die zwischen 2·5 % (Kempf) und 44·7 % (Löwenthal) schwanken. Tatsächlich ist ja schwer vorstellbar — sogar wenn man formative Wachstumsreize zu Hilfe nimmt — wieso ein einmaliges Trauma an sich blastomatöses Wachstum veranlassen könnte. Ein Verständnis hiefür läßt sich nur in jenen Fällen gewinnen, in welchen sich an das Trauma chronisch-entzündliche Prozesse (Eiterungen, Geschwürs- und Narbenbildung) und zugleich damit langdauernde Regenerationen anschließen. So meint auch Orth: „Das Trauma erzeugt gewissermaßen eine Gewebsnarbe und an sie schließt sich dann die Krebswucherung an, freilich anscheinend oft viel früher, als das an der Haut zu geschehen pflegt“.

In diesem Zusammenhang möchten wir auch die Frage der Spontanheilung maligner Tumoren kurz streifen. Daß manche Formen ausgereifter Geschwülste sich spontan rückbilden können, z. B. Myome in der Menopause, ist bekannt, ebenso, daß gestielte Geschwülste durch Abschnürung ihres Stieles absterben und abgestoßen werden oder a. dgl. Es liegen aber mehrere Beobachtungen vor, in welchen über Spontanheilung bei bösartigen Geschwülsten berichtet wird. Gaylord und Clowes fanden in der Literatur bis zum Jahre 1906 14 einschlägige Fälle, und zwar zwei Epitheliome, einen Scirrhus der Mamma, ein malignes Adenom des Rectum, sieben Chorionepitheliome, ein Endotheliom und zwei Sarkome. (Lit. auch bei Teilhaber und Edelberg, Strauß, Trinkler.) Orth beschrieb eine Bindegewebsneubildung in einem verkalkten Epitheliom, die eine Art von Organisation darstellt und als Heilungsvorgang angesprochen werden kann.

Atrophie des Geschwulstparenchyms und Zunahme des Bindegewebes, die zur Schrumpfung führt, sind bei Carcinomen (namentlich bestimmter Organe wie Mamma, Darm) nicht selten. Auch diese Scirrhusbildung kann bis zu einem gewissen Grade als spontaner Heilungsversuch angesprochen werden. In diesem Zusammenhang sei auch daran erinnert, daß, wie schon besprochen, eine große Zahl von verschleppten Krebszellen offenbar zugrunde geht, und daß nur vereinzelte Zellen zur Entwicklung von Metastasen führen. Bei den experimentell übertragenen Tumoren der Tiere wurde gleichfalls Spontanheilung beobachtet (vgl. Sticker u. a.). Die Erklärung dieses Vorganges ist sehr schwierig, dürfte auch wohl nicht einheitlich sein. Es ist auffallend, daß spontane Rückbildung relativ am häufigsten bei den Chorionepitheliomen beobachtet wurde, während diese Geschwulst sonst gerade zu den bösartigsten gehört. Vielleicht könnte man hier daran denken, daß es in einzelnen Fällen bei der reichlichen Dissemination von Geschwulstzellen zur Entwicklung von Cytolysinen (Autolysinen!) und so zur Zerstörung von Geschwulstknoten kommt. Für einzelne Knoten wäre auch an eine Zerstörung durch Blutungen, die ja beim Chorionepitheliom oft sehr ausgedehnt sind, und Organisation zu denken. In den seltenen Fällen von Spontanheilung von Carcinomen, woferne eine solche vorkommt (nach Borst ist sie noch nicht sicher festgestellt), wäre es vielleicht vorstellbar, daß die Epithelzellen die hochgetriebene Proliferations- und Wucherungsfähigkeit noch nicht dauernd erworben haben, vielmehr bei Nachlassen des die Regeneration veranlassenden Reizes allmählich wieder verlieren. Auf diese Weise wäre eine Rückbildung einer Geschwulst und Ersatz durch Bindegewebe vorstellbar. Eine Grundlage für diese Annahme liefern Erfahrungen, die bei der experimentellen Erzeugung von Tumoren durch Teerpinselung gemacht werden. In den ersten Monaten bilden sich — namentlich am Kaninchenohr — selbst umfangreiche Geschwülste wieder zurück, wenn die Teerpinselung ausgesetzt wird. Erst nach lange fortgesetzter Teerpinselung wachsen die Geschwülste auch nach Aussetzen der Behandlung weiter; nur eine kleine Zahl der Tumoren ist transplantabel, d. h. nur relativ selten erreichen die Tumorzellen den höchsten Grad der Autonomie.

Zum Schlusse seien noch einige Fragen der Geschwulstlehre kurz besprochen, die praktisch von Wichtigkeit sind.

Zunächst die **Kombination von Carcinom und Tuberkulose** (Lit. bei Margarete Albrecht.). In allen einschlägigen Darstellungen findet sich die Angabe, daß Rokitansky einen Antagonismus dieser beiden Erkrankungen angenommen hat, daß sie aber tatsächlich nicht selten gleichzeitig auftreten. Diese Angabe ist insoferne nicht ganz richtig, als die bezügliche Äußerung Rokitanskys wörtlich lautet: „Die bezüglichen Tatsachen, welche, wenn sie auch nicht durchgreifende, ausnahmslose Normen abgeben, sich doch immerhin als beachtenswerte Ergebnisse vordrängen, sind: 1. Carcinom und Tuberkulose kommen nur in höchst seltenen Fällen nebeneinander vor ...“ Auch Rokitansky kannte also das gleichzeitige Vorkommen von Carcinom und Tuberkulose, hielt es allerdings für weit seltener, als es tatsächlich ist. Wie zahlreiche Mitteilungen in der Literatur und die Erfahrungen aller pathologischen Anatomen zeigen, kommt Kombination von Tuberkulose und Carcinom im selben Organismus relativ häufig vor, gar nicht so selten auch im selben Organ, ja mehrfach wird sogar Tuberkulose innerhalb eines Carcinoms angetroffen. Eine ältere Statistik über das Zusammentreffen von Carcinom und Tuberkulose stammt von Lubarsch. Von 340 Tuberkulösen waren 7·05 % carcinomatös, von 456 nicht Tuberkulösen waren 8·1 % carcinomatös; von 61 Carcinomatösen waren 39·3 % tuberkulös, von 735 nicht Carcinomatösen waren 43 % tuberkulös. Da er nur in ungefähr $^1/_5$ aller Fälle von Krebs eine Kombination mit Tuberkulose fand, hält er dieses Zusammentreffen für relativ selten. Aus einer neueren Statistik von Reinhart ergibt sich (zitiert nach Albertini), daß bei nicht Tuberkulösen um 9 % mehr Carcinome angetroffen werden als bei Tuberkulösen, und daß anderseits die Zahl der an Tuberkulose erkrankten nicht Carcinomatösen um 20·4 % höher ist als die entsprechende Zahl der Carcinomatösen. Reinhart schließt hieraus, daß die Kombination von Tuberkulose und Carcinom relativ häufig vorkommt, daß es sich aber in der Mehrzahl der Fälle um absolut inaktive oder ausgeheilte Tuberkulosen handelt. In den wenigen Fällen von Carcinom bei aktiver Tuberkulose zeige auch diese Tendenz zur Vernarbung. — Jedenfalls ist das Zusammentreffen von Carcinom und Tuberkulose nicht so selten, als es ursprünglich schien, und es entsteht daher die Frage, ob und welche Beziehungen in solchen Fällen zwischen beiden Krankheiten bestehen. Einerseits wäre es ja vorstellbar, daß eine bestehende Tuberkulose die Vorbedingungen für Carcinomentwicklung schaffe (z. B. chronische, vernarbende Lungentuberkulose für Bronchialkrebse oder tuberkulöse Darmgeschwüre für Darmcarcinome), anderseits könnte ein Carcinom, bzw. die durch dasselbe hervorgerufene Kachexie ebenso wie andere zu Erschöpfung führende Krankheiten

Gelegenheit zu einem Aufflackern eines alten tuberkulösen Prozesses, bzw. zu einer terminalen Ausbreitung desselben geben. Lubarsch unterscheidet in dieser Hinsicht vier Arten der Kombination von Tuberkulose und Carcinom: 1. Zu einer in Ausheilung begriffenen Tuberkulose tritt Carcinom hinzu. Diese Form der Kombination betrifft fast die Hälfte seiner Fälle; hier ist das Zusammentreffen beider Krankheiten ein rein zufälliges; die beiden Erkrankungen beeinflussen sich nicht. 2. Neben alten tuberkulösen Veränderungen finden sich noch frische Eruptionen (besonders häufig an den serösen Häuten) bei einem in vollster Ausbreitung befindlichen Carcinom. In diesem Fall ist anzunehmen, daß durch die allgemeine Krebskachexie der Nährboden für die noch überlebenden Tuberkelbazillen wieder günstig wurde, so daß es zu neuen Eruptionen kam. 3. Zu einem in vollstem Fortschreiten befindlichen Carcinom tritt eine frische tuberkulöse Erkrankung hinzu. Auch hier kann die Krebskachexie den Ausbruch der Tuberkulose begünstigt haben. 4. Während einer chronischen, immer fortschreitenden Tuberkulose entwickelt sich ein Krebs. Für diesen Fall ist es möglich, daß bei Vorhandensein einer Anlage zu Carcinom die Entwicklung desselben durch die Tuberkulose begünstigt wird, indem durch den schwächenden Einfluß dieser Erkrankung „die physiologischen Widerstände im Organismus wegfallen". Theoretisch wäre noch eine fünfte Möglichkeit gegeben, daß nämlich beide Krankheiten zur selben Zeit entstehen. Im allgemeinen wird man sich wohl den Schlußfolgerungen Lubarsch' anschließen und bei der Häufigkeit beider Erkrankungen ein zufälliges Zusammentreffen derselben annehmen (vgl. auch Borst). Ebenso unterliegt es keinem Zweifel, daß, wie bereits angedeutet, in dem durch Carcinom erschöpften Organismus ein latenter tuberkulöser Herd leicht zu einer frischen Ausbreitung der Erkrankung führen kann. Fraglich ist allerdings die vierte von Lubarsch angeführte Kombinationsform, wenngleich auch wir der Meinung sind, daß auf dem Boden einer ausgeheilten Tuberkulose (im Sinne unserer früheren Ausführungen) ein Carcinom entstehen kann. Wenn sich in einer Lupusnarbe der Haut oder in der Wand einer Lungenkaverne ein Carcinom entwickelt, so liegt der Zusammenhang zwischen beiden Prozessen ziemlich klar zutage. Ebenso kann sich aber gelegentlich auch an anderen Körperstellen auf dem Boden einer alten tuberkulösen Veränderung ein Carcinom entwickeln, und man wird bei den früher erwähnten Beispielen (Bronchialcarcinom und Darmcarcinom) an diesen Zusammenhang denken müssen (selbstredend nur unter der Voraussetzung, daß sich die Tumoren auf tuberkulösen Narben entwickelt haben [1]).

Von praktischer Wichtigkeit ist ferner die vielerörterte Frage nach den Beziehungen zwischen Magenulcus und Magencarcinom. Daß solche Beziehungen bestehen, und zwar sowohl in der Richtung, daß sich auf dem Boden eines chronischen Magenulcus ein Carcinom („Ulcuscarcinom") als umgekehrt auf einem Magencarcinom ein Ulcus entwickeln kann, wird allgemein zugegeben, doch gehen die Ansichten der Autoren über die Häufigkeit des Ulcuscarcinoms weit auseinander. Gerade diese Frage ist aber praktisch sehr wichtig, da jene Autoren, die den Übergang eines Ulcus in Carcinom für häufig halten, hierin eine Indikation für frühzeitige Magenresektion bei Ulcus erblicken. Konjetzny (Lit.) zitiert folgende Angaben über die Häufigkeit des Ulcuscarcinoms: Hauser 7% Magencarcinome auf Basis einer Narbe, 5 bis 6% auf Basis eines Ulcus, Borst 5·6% Ulcuscarcinome, Borrmann unter 63 Magencarcinomen kein Ulcuscarcinom, ebenso Colmers unter 66 Magencarcinomen und Pförringer unter 16 Magencarcinomen kein Ulcuscarcinom, hingegen Matti 16½% und Wilson und Mac Carty gar 71% Ulcuscarcinome; Konjetzny selbst verfügt über 2% Ulcuscarcinome, Payr fand in 26% der resezierten Ulcera, Jedlicka gleichfalls in 26%, Mac Carty in 68%, Konjetzny in 3% Krebsbildung. G. Gruber fand in einer Untersuchungsreihe (Münchner Material) unter 302 bösartigen Tumoren, bzw. 457 peptischen Affektionen des oberen Digestionstraktes siebenmal ein Karzinom nach Geschwür, also 2·3% der Tumoren, bzw. 1·5 der peptischen Affektionen. Die entsprechenden Zahlen am Straßburger Material waren bei 139 bösartigen Tumoren und 170 peptischen Affektionen des oberen Digestionstraktes 9 Fälle von Ulcuscarcinom, also 6·2% der Tumoren, bzw. 5·2% der peptischen Affektionen. Wie ersichtlich, weichen die einzelnen Zahlen sehr beträchtlich von einander ab, was zweifellos zum großen Teil darauf zurückzuführen ist, daß die Entscheidung, ob im einzelnen Fall ein Ulcuscarcinom vorliegt oder nicht, sehr schwierig sein kann. Vielfach stützt sich die Diagnose auf die Krankengeschichte und auf das makroskopische Bild des Carcinoms. Berichtet die Anamnese über lange bestehende, anscheinend typische Ulcusbeschwerden, und findet sich bei

[1]) Hier sei auch erwähnt, daß nach R. Schmidt bei Krebskranken der Infektionsindex, d. h. die Zahl der überstandenen Infektionskrankheiten auffallend niedrig ist. „Der Scylla der Infektionskrankheiten ausweichend, würden wir der Charybdis des Krebses entgegensteuern."

der Obduktion ein ausgebildetes Carcinom, so liegt die Vermutung nahe, daß der Tumor nicht so lange bestanden haben dürfte als die berichteten Beschwerden, daß vielmehr früher tatsächlich ein Ulcus bestanden hat. Daß aber diese Schlußfolgerung nicht zwingend ist, liegt auf der Hand. Ebenso verhält es sich mit dem makroskopischen Befund. Vielfach scheint derselbe tatsächlich dafür zu sprechen, daß sich ein Carcinom auf dem Boden eines Ulcus entwickelt hat, während die mikroskopische Untersuchung keinen Anhaltspunkt dafür ergibt, daß ein Ulcus rotundum vorher bestanden hat. Anderseits kennen Chirurgen und pathologische Anatomen jene Bilder zur Genüge, die vollkommen einem kallösen Ulcus zu entsprechen scheinen, während die histologische Untersuchung zeigt, daß ein Carcinom vorliegt. Es erscheint ferner durch zahlreiche Befunde sichergestellt (Hauser, Kaufmann u. a.), daß sich auf dem Boden eines Magencarcinoms ein echtes peptisches Geschwür entwickeln kann. Alle diese Umstände erschweren die makroskopische Diagnose. Neuerdings hebt Stoerk die radiäre Stellung der Schleimhautfalten, die konvergierend zum Neoplasma hinziehen, als ein wichtiges Merkmal hervor, das auf die Abstammung des Tumors von einem chronischen Ulcus hinweise. In vielen Fällen kann, wie Hauser zeigte, die histologische Untersuchung die Entscheidung bringen. Liegt ein typisches peptisches Geschwür (Einrollung der Muskulatur) vor, in dessen Grund oder Rand an einer umschriebenen Stelle eine Krebswucherung nachweisbar ist, so kann wohl kein Zweifel an der sekundären Natur derselben und ihrer Entstehung auf dem Boden eines Ulcus bestehen, ebenso natürlich, wenn der Krebs im Verlaufe einer typischen Narbe nach Ulcus entstanden ist. Anderseits kann aber, wenn der ganze Geschwürsgrund krebsig infiltriert ist, die Entstehung aus einem Ulcus nicht mit Sicherheit abgelehnt werden, da ja das Carcinom vom Rande des Ulcus ausgegangen sein und von unten her den Geschwürsgrund infiltriert haben kann (Kaufmann). Sicher ist in solchen Fällen die Entscheidung schwer, welcher der beiden Prozesse der primäre ist. Da die histologische Beurteilung im allgemeinen nur in den früheren Stadien möglich ist, meint Hauser, „daß die krebsige Entartung des chronischen Magengeschwürs oder einer Magennarbe in der Wirklichkeit sehr viel häufiger vorkommen muß, als es jemals pathologisch-anatomisch oder klinisch festgestellt werden kann“. Anschütz und Konjetzny kommen hingegen in neuerer Zeit auf Grund eines eingehenden Studiums der Frage zu dem Schluß: „Die praktisch wichtige Frage, wie oft chronische Magengeschwüre carcinomatös entarten, ist nach kritischer Würdigung des zurzeit vorliegenden Materiales dahin zu beantworten, daß etwa 3—5% der Ulcera später Carcinome werden". Jedenfalls kann es als sicher angesehen werden, daß sich auf dem Boden eines chronischen Ulcus ein Carcinom entwickeln kann; wie oft dies der Fall ist, müssen weitere Untersuchungen zeigen. Theoretisch ist die Entstehung des Ulcuscarcinom im Sinne unserer früheren Ausführungen wohl verständlich, ja vielfach sind hier sogar gleichsam die Zwischenstufen nachweisbar, die sich bei der durch den Geschwürsprozeß ausgelösten und allmählich zum Carcinom führenden Regeneration ergeben müssen. Hauser beschrieb bereits die atypischen, heterotopen Drüsenwucherungen am Rand von Ulcusnarben und glaubt, daß aus diesen das Carcinom entsteht. Derselben Meinung ist Kaufmann. Lubarsch beschreibt gleichfalls Drüsenheterotopien am Grund des vernarbten oder vernarbenden Defektes sowie seitlich von der eigentlichen Narbe innerhalb der sehr stark verdickten Muscularis und ist der Überzeugung, daß diese heterotopen Epithelwucherungen in Carcinom übergehen können. Hier haben wir also einen deutlichen Beweis dafür, daß durch den chronischen Entzündungsprozeß die Proliferationsfähigkeit des Epithels gesteigert werden kann. Dadurch kommt es am Rand oder Grund des Geschwüres zu atypischen, weit in die Unterlage vordringenden Epithelwucherungen und bei weiterer Steigerung der Veränderung unter Umständen zum Carcinom. Ganz ähnliche Verhältnisse treffen wir auch in der Gallenblase an. Auch hier können unter dem Einfluß chronischer Entzündungen umfangreiche Epithelheterotopien sich entwickeln, die weit in die Muscularis, ja bis unmittelbar unter die Serosa vordringen und bisweilen, wie wir beobachten konnten, sehr großen Umfang erlangen können (vgl. die Mitteilung von Bodnar). Die Annahme liegt nahe, daß in solchen Fällen eine Steigerung des Prozesses zur Carcinomentwicklung führen kann.

In diesem Zusammenhang sei auch daran erinnert, daß bei primären Carcinomen der Gallenblase überaus häufig Gallensteine angetroffen werden, weshalb ziemlich allgemein eine kausale Beziehung zwischen Gallensteinen und Carcinomentwicklung angenommen wird. Aschoff und Bacmeister halten allerdings diese Annahme für unbewiesen, ja sogar für sehr unwahrscheinlich, vielmehr handle es sich in der Mehrzahl der Fälle um ein zufälliges Zusammentreffen von Krebs und Steinbildung, oder letztere sei eine sekundäre Erscheinung, da der Inhalt der krebsigen Gallenblase sehr leicht der Infektion unterliege und so Gelegenheit zur Steinbildung geboten sei.

Größere Beobachtungsreihen sprechen aber gegen diese Auffassung. So fand Marchand unter 136 Fällen von primärem Gallenblasencarcinom 119mal Gallensteine (80·88%) und meint daher wohl mit Recht, „daß das Carcinom der Gallenblase sich mit seltenen Ausnahmen an bereits vorhanden gewesene und meist noch vorhandene Gallensteine anschließt, daß diese also die (indirekte) Ursache desselben sind“. Auch Kaufmann fand unter dem Baseler Material in 86% der Fälle von Gallenblasencarcinom Gallensteine. Er weist allerdings darauf hin, daß Steine sich bereits in einem halben Jahr bilden können und daher nicht älter sein müssen als der Krebs, daß ferner Gallensteine sekundär durch Inkrustation von Gewebstrümmern des Carcinoms entstehen können. Die klinische Beobachtung zeigt aber, daß in der Regel das Steinleiden der Carcinomentwicklung vorausgeht, und man wird daher wohl Marchand beipflichten, der gerade in dem Gallenblasencarcinom eines der besten Beispiele für die Entstehung einer malignen Neubildung im Anschluß an lang bestehende Läsionen durch äußere Ursachen erblickt.

Von großem praktischen Interesse ist ferner die Frage nach den Beziehungen zwischen Schwangerschaft und Wachstum von Tumoren, speziell von Carcinomen. Daß Myome des Uterus während einer Gravidität an Größe zunehmen und nach der Entbindung wieder kleiner werden, kann nicht Wunder nehmen, wenn man die hormonalen Einflüsse u. a. dgl. in Betracht zieht. Was die Beziehungen zwischen Schwangerschaft und Carcinom anlangt, so nehmen einzelne Autoren, wie z. B. Lindstedt, eine vermehrte Disposition einzelner Organe (Uterus, Mamma, Magen) für die Carcinomentstehung während der Gravidität an; hieher gehört auch die jüngst mitgeteilte Beobachtung von Kaspar (Darmcarcinom bei Polyposis). Peller konnte jedoch auf Grund umfänglicher statistischer Untersuchungen zeigen, daß wiederholte Graviditäten keine Bedeutung für die Entwicklung des Collumcarcinom haben. Auch Frauen mit 8 bis 20 Graviditäten erkranken nicht öfter an Collum-, bzw. Genitalcarcinom, als ihnen nach der relativen Häufigkeit dieser Tumoren zukäme, ja es könne bis zu einem gewissen Grad von einer Schutzwirkung der Schwangerschaft gegen das Collumcarcinom gesprochen werden. (Diese Auffassung steht allerdings in Widerspruch zu mehreren Angaben, denen zufolge sterile Frauen seltener an Uteruscarcinom erkranken.) Von größerer Bedeutung, da in therapeutischer Hinsicht von Wichtigkeit, ist die Frage, welchen Einfluß die Schwangerschaft auf bestehende Uteruscarcinome hat. Was die Häufigkeit dieser Kombination anlangt, so fanden (zitiert nach Schweitzer) Sarwey

1·6%, Glockner 1·74%, A. Meyer 1·6% Schwangere unter den untersuchten Carcinomen; Schweitzer hält die Häufigkeit für größer, Weibel fand jedoch nur 1% Gravide unter den untersuchten Carcinomen. Die Mehrzahl der Autoren nimmt an, daß in der Regel die Schwangerschaft zum bestehenden Carcinom hinzutritt, während nach den Untersuchungen von Weibel umgekehrt 13mal die Schwangerschaft der Carcinomentwicklung vorausgegangen und nur 9mal bei schon bestehendem Carcinom Schwangerschaft eingetreten ist; 4 Fälle blieben zweifelhaft. Vielfach wurde angenommen, daß das Carcinom in der Schwangerschaft rascher fortschreitet. Auch Schweitzer hat diesen Eindruck gewonnen, glaubt aber nicht, daß dabei seine Bösartigkeit zunimmt. Derselben Ansicht ist auch A. Meyer, und ebenso verläuft nach Weibel das Carcinom bei Schwangeren gewiß nicht bösartiger als ohne Gravidität. Damit würden auch die Ergebnisse der experimentellen Untersuchungen Graffs (bei dem transplantablen Rattensarkom) in Einklang stehen, aus welchen hervorgeht, daß Trächtigkeit dem Wachstum des Tumors im allgemeinen nicht günstig ist. Es sei hier ferner an die schon früher angeführte Tatsache erinnert, daß die Abderhaldensche Reaktion oft bei Schwangerschaft und Carcinom gegenseitig positiv ist, und daß sich das Serum Gravider bei der Freund-Kaminerschen Zellzerstörungsreaktion wie das Serum Carcinomatöser verhält. Freund hebt aber nachdrücklich hervor, daß auch er in diesem Verhalten des Serums allein noch kein genügendes Moment für Entstehung des Carcinoms erblickt, daß vielmehr noch andere Faktoren hinzutreten müssen. Im wesentlichen läßt sich der derzeitige Standpunkt der meisten Kliniker dahin zusammenfassen, daß der Schwangerschaft kein wesentlicher Einfluß auf Entstehung oder Bösartigkeit der Carcinome zukommt.

Führen schon in der Frage nach dem Zusammenhang zwischen Gravidität und Carcinomentwicklung die einzelnen Statistiken zu teilweise einander widersprechenden Ergebnissen, so gilt dies in noch höherem Grade von den verschiedenen Sammelforschungen, die über die Häufigkeit der malignen Geschwülste im allgemeinen und der Krebse im besonderen, über die Beteiligung der verschiedenen Geschlechter, der verschiedenen Altersstufen, der einzelnen Organe, über Einfluß der Rasse, des Klimas, der Lebensweise, der Beschäftigung, über Vererbbarkeit der Tumoren und viele andere Fragen Aufschluß geben sollten. Es liegt ja auf der Hand, daß alle diese Statistiken mit großen Fehlerquellen (ungleiche Beteiligung der befragten Ärzte, Mangel einer ärztlichen Leichenschau an vielen Orten, Fehler der Diagnose usw., vgl. z. B. Dollinger) arbeiten, und daß eigentlich nur solche Statistiken verwertbar sind, die sich auf ein großes Sektionsmaterial stützen. In den vorliegenden größeren Sammelforschungen weichen z. B. die Zahlen für die Krebsmorbidität und -Mortalität in den einzelnen Ländern so weit voneinander ab, daß ihre Wiedergabe keinen Zweck hätte (vgl. z. B. Buday, Dollinger, Weinberg u. a.). Aus allen Berichten ergibt sich übereinstimmend eine Bestätigung der bekannten Tatsache, daß der Krebs vornehmlich eine Krankheit des vorgerückteren Alters ist, und daß das weibliche Geschlecht in höherem Grade betroffen ist als das männliche (in der Schweiz hingegen ist einer Statistik zufolge die Zahl der krebskranken Männer und Frauen annähernd gleich). Die größere Zahl von krebskranken Frauen erklärt sich zweifellos aus der Häufigkeit des Mamma- und Uteruscarcinoms; dementsprechend ist (vgl. eine dänische Statistik) das Carcinom im Alter von 35 bis 55 Jahren bei Frauen weit häufiger als bei Männern, während sich interessanterweise die Differenz später einigermaßen ausgleicht; im Alter von 55 Jahren ist die Häufigkeit des Carcinoms bei Männern und Frauen annähernd gleich, in den höheren Altersstufen bei Männern etwas größer als bei Frauen. Von mehreren Seiten wird ferner auf Grund von Sammelforschungen auf eine stetige Zunahme der Krebskrankheit geschlossen, eine kritische Beurteilung zeigt jedoch, daß diese Schlußfolgerung keineswegs bewiesen ist. In erster Linie ist zu bedenken, daß die Diagnosenstellung im Laufe der Jahre immer exakter geworden ist, daß infolge der verbesserten Untersuchungsmethoden, teilweise auch infolge der häufigeren operativen Eingriffe usw. an Stelle nichtssagender Verlegenheitsdiagnosen, wie Auszehrung, Altersschwäche usw., jetzt vielfach die Geschwulstdiagnose getreten ist. Ganz besonders kommt in dieser Hinsicht in Betracht, daß die Zahl der Krankenhäuser und der in Anstaltsbehandlung tretenden Kranken sehr beträchtlich zugenommen hat, und daß dementsprechend die Zahl der Obduktionen auch sehr wesentlich angestiegen ist. Wenn also die Ziffer der Krebstodesfälle jetzt größer ist als früher, so dürfte sich dies vor allem dadurch erklären, daß eben weit häufiger die genaue und richtige Diagnose gestellt wird. Nur ein Vergleich gleichartigen, d. h. mit gleicher Genauigkeit untersuchten Materials aus verschiedenen Jahren könnte Klarheit darüber bringen, ob die Krebskrankheit tatsächlich zugenommen hat. In dieser Hinsicht ist es nun von Interesse, daß (einer Mitteilung Paltaufs zufolge) bei einer großen Leipziger Lebensversicherungsanstalt während eines Zeitraumes von etwa 30 Jahren keine Zunahme der Krebskrankheit festgestellt werden konnte. Überdies wäre eine gewisse Zunahme des Carcinoms nicht verwunderlich, da ja infolge der Verbesserung der Lebensbedingungen und hygienischen Verhältnisse weiterer Kreise der Bevölkerung und ganz besonders infolge der erfolgreichen Bekämpfung der Infektionskrankheiten und der Verhütung von Epidemien derzeit eine größere Zahl von Personen das „krebsfähige" Alter erreicht als früher. Hinsichtlich der Häufigkeit, mit welcher die verschiedenen Organe primär an Carcinom erkranken, scheinen nach den vorliegenden Berichten in dieser Beziehung in den einzelnen Ländern große Verschiedenheiten zu bestehen, doch ist es klar, daß gerade für die Beantwortung dieser Frage, insbesondere soweit es sich um die primäre Erkrankung der inneren Organe handelt, nur große Obduktionsstatistiken verwertet werden können, während den gewöhnlichen Sammelforschungen zu viele Fehler anhaften.[1])

Zum Schluß noch wenige Worte über die Geschwulstdiagnose.[2]) Das Bestreben, durch Untersuchung des Patientenserums eine spezifische Tumorreaktion zu finden, führte dazu, die verschiedenen, in der Immunitätslehre üblichen Untersuchungsmethoden auch für die Diagnose der Tumoren, speziell der Carcinome, zu verwenden. In dieser Absicht wurden die Präzipitin-, Komplementbindungs-, Meiostagmin-, Abderhaldenreaktion und andere mehr herangezogen, vgl. hiezu die ausführlichen Referate von Paltauf und Herxheimer. Von der Freund-Kaminerschen Reaktion war schon früher die Rede. In neuerer Zeit schlug Boyksen vor, die nach intrakutaner Injektion geringer Mengen Abderhaldenschen Krebsheilserums auftretende Hautreaktion bei gewissen Carcinomen diagnostisch zu verwerten, doch ist diese Reaktion nach Eggers unsicher und nicht spezifisch. (Wigand berichtet, daß ein Serum mit einer Zuverläßigkeit von 86% zur Diagnose Adenocarcinom beim Menschen zu

---

[1]) Auch H. G. Wells sagt: „Statistical evidence may be dismissed with the statement that, in the question of human cancer heredity, all existing statistical evidence is valueless for any exact information on the subject, and it must remain so until such time as we have necropsy records on all persons dying in several generations." — Diese Anschauung hat nicht nur in der Frage der Erblichkeit von Geschwülsten, sondern auch in anderen Fragen der Geschwulstpathologie volle Gültigkeit.

[2]) Die Besprechung der Therapie der Geschwülste (Lit. bei Herxheimer) fällt nicht in den Rahmen dieser Darstellung. Eine übersichtliche zusammenfassende Besprechung der medikamentösen Therapie, Organtherapie usw. gibt R. Köhler in dem im Erscheinen begriffenen Handbuch von Halban und Seitz: „Biologie und Pathologie des Weibes", Band II.

verwenden war.) Wie immer man den Wert aller dieser Reaktionen einschätzen mag, sicherlich vermag keine derselben die histologische Untersuchung zu ersetzen. In manchen Fällen ist es nun leicht, auch aus relativ kleinen Stückchen ein Urteil darüber zu gewinnen, ob ein Blastom vorliegt, bzw. welcher Art es ist. Anderseits kann aber diese Diagnose oft sehr schwierig sein und auch für den Geübten eine unlösbare Aufgabe darstellen, namentlich wenn nicht die ganze Geschwulst, sondern nur wenig und vielleicht auch ungünstig entnommenes Material (oberflächliche Teilchen, nekrotische Partien, usw.) zur Verfügung steht. Selbst der Erfahrenste wird unter Umständen im Zweifel sein, ob im gegebenen Fall ein Granulationsgewebe oder ein Blastom vorliegt (z. B. bei Probeexcisionen aus den oberen Luftwegen), ob es sich bei Probecurettements um eine sogenannte Endometritis villosa oder um ein Corpuscarcinom handelt, ob eine Geschwulst einer Extremität als zellreiches Fibrom oder als Fibrosarkom anzusprechen ist, usw.. Die Beispiele ließen sich beliebig vermehren. Insbesondere die Frage nach der Gutartigkeit oder Bösartigkeit einer Geschwulst, die ja den Praktiker am meisten interessiert, ist oft schwer oder gar nicht zu beantworten. Nach Lubarsch können wir auf Grund der histologischen Untersuchung nur sagen, daß eine Geschwulst zu jenen gehört, die für gewöhnlich oder häufig gefährlich werden; wir können aber nicht mit Sicherheit sagen, daß sie immer gutartig oder bösartig ist. Kann man in seinem Urteil auch oft weiter gehen, so wird selbst der Geübteste sich in manchen Fällen auf diese vorsichtige Fassung beschränken müssen, ja bisweilen nicht einmal so viel aussagen können. Die Schwierigkeit der Diagnose wird oft noch überflüssigerweise dadurch vermehrt, daß dem Untersucher keinerlei Angaben über das zu untersuchende Material vorliegen. Auf die Wichtigkeit der Anamnese hat schon Hansemann in seiner mikroskopischen Diagnostik der bösartigen Geschwülste mit Recht hingewiesen. Angaben über Alter und Geschlecht des Trägers der Geschwulst sowie über ihren Sitz, ihre Größe, Schnelligkeit ihres Wachstums und allfällige wichtige klinische Symptome sind, wie Hansemann mit mehreren Beispielen belegt und wie jeder Untersucher aus eigener Erfahrung bestätigen wird, für eine genaue Diagnose vielfach unerläßlich. Man wird sich durch diese Angaben gewiß nicht beeinflussen lassen, sie in vielen Fällen aber bei der endgültigen Beurteilung nicht entbehren können, da beispielsweise histologisch vollkommen gleichartige Bildungen bei älteren und jüngeren Personen eine verschiedene Bedeutung haben können. Auf die Technik der histologischen Untersuchung kann hier nicht eingegangen werden. Daß die histologische Diagnose nicht immer bei dem ersten Blick in das Mikroskop gestellt werden kann, daß vielmehr oft mehrere, nach verschiedenen Methoden gefärbte und sorgfältig hergestellte Präparate durchmustert werden müssen, versteht sich zwar eigentlich von selbst, wird aber von dem Praktiker leider manchmal übersehen.

Die Anschauungen über Ursache, Entstehung und Wesen der Geschwülste haben im Laufe der Zeit oft gewechselt, sie waren im allgemeinen stets von der jeweils in der Medizin herrschenden Denkweise und Forschungsrichtung abhängig. Im Vorstehenden wurde gezeigt, zu welcher Auffassung des Geschwulstproblems die anatomischen Erfahrungen und besonders die Ergebnisse der experimentellen Geschwulstforschung uns heute führen. Vorsichtige Beurteilung und kritische Wertung des vorliegenden Tatsachenmaterials sprechen dafür, daß wir uns nunmehr auf dem richtigen Wege befinden, und berechtigen zu der Hoffnung, daß wir auf diesem Wege zu weiterer Erkenntnis und vielleicht auch zu praktischen Erfolgen gelangen werden. Anderseits dürfen wir aber nie vergessen, daß auch die Wissenschaft ein Kind ihrer Zeit und daher Fehlschlüssen preisgegeben ist, daß die Wahrheit von heute vielleicht schon morgen als Irrtum erkannt wird!

LITERATUR

Abderhalden, Zeitsch. f. Krebsf. 9, 266.
Albrecht E., Verh. der d. path. Ges. 1905, p. 154.
— Frankf. Zeitsch. f. Pathol. 1, p. 221 u. p. 347.
Albrecht Margarete, Zeitsch. f. Krebsf. 17, p. 523.
Albrecht P. und Joannovics, Wiener klin. Wochsch., 1913, Nr. 20.
Albertini, Inaug. Diss. Lausanne, 1922.
Anschütz und Konjetzny, Zeitsch. f. Chir. 151, p. 1.
Apolant, Zeitsch. f. Krebsf. 11.
— und Ehrlich, Verh. d. d. path. Ges., 1908.
Arzt und Kerl, Wien. klin. Wochsch.. 1912, p. 1821.
Aschner, Zeitschr. f. Krebsf. 13, p. 336.
Askanazy, Centralbl. f. path. Anat. 29, p. 49.

Bayet, Ann. et bull. de la soc. de Gand, 1920, ref. Pathologica 13, Nr. 302.
Beatti, Zeitsch. f. Krebsf. 15, p. 452.
Behla, „ „ „ 5, p. 137.
Belogolowy, Arch. f. Entwicklungsmechanik 43.
Bierich, Klin. Woch., 1922, p. 2272.
— Münch. med. Wochsch., 1923, p. 1145.
— Virch.-Arch. 239, p. 1.
Bloch und Dreyfuss, Schweizer med. Wochsch., 1921, Nr. 45.
— Arch. f. Dermat. und Syph. 140, p. 6.
Blumenthal, Zeitsch. f. Krebsf. 5, p. 182; 16, p. 39 und p. 357.
— Berl. klin. Wochsch., 1918, p. 701.
Bommer, Zeitsch. f. Krebsf. 18, p. 303.
Borst, Die Lehre von den Geschwülsten, Wiesbaden. J. F. Bergmann, 1902.
— Naturwissenschaften, 9. Jahrgang, 1921, p. 819.
— Würzburger Abhandlungen, VI. Heft, 8/9, 1906.

Bosc, Le cancer, Paris, Carré u. Naud, 1898.
Boveri, Jena, Gustav Fischer, 1914. Zur Frage der Entstehung maligner Tumoren.
Boyksen, Münch. med. Wochsch., 1919, p. 93.
— Centralbl. f. Chir., 1919, p. 1012.
Brosch, Virch.-Arch. 162, p. 32.
Buday, Travaux de la deuxième conférence internationale pour l'étude du cancer, Paris, Felix Alcan, 1911, p. 89.
Bürger, Zeitsch. f. Krebsf. 14, p. 526.
Burckhardt, Münch. med. Wochsch., 1922, p. 1365.

Burrows, Zeitsch. f. Krebsf. 15, p. 424.
Buschke und Langer, Klin. Wochsch., 1923, p. 1367.

Cohnheim, Virch.-Arch., Bd. 68.

Deelmann, Zeitsch., f. Krebsf. 19, p. 125; 18, p. 261.
— Klin. Wochsch., 1922, p. 1455.
Dollinger, Travaux de la deuxième conférence internationale pour l'étude du cancer, Paris. Felix Alcan, 1911.
Dürck, Korrespondenzbl. d. ärztl. Vereines von Thüringen, 1910.
Dungern und Werner, Das Wesen der bösartigen Geschwulste, Leipzig, 1907.

Eber und Kriegbaum, Zeitsch. f. Krebsf. 15, p. 404.
Eggers, Münch. med. Wochsch., 1923, p. 594.
Engel, Zeitsch. f. Krebsf. 19, p. 339.
Ernst, Zieglers Beitr. Suppl. VII„ p. 29.
Ewald, Zeitsch. f. Krebsf. 15, p. 85.

Fibiger, Zeitsch. f. Krebsf. 17, p. 1; 14, p. 295.
— Deutsch. med. Wochsch., 1921, p. 1449.
Fibiger und Bang, kgl. Danske Videnskabernes Selskab, Biologiske meddelelser III, 4.
Finsterer, Wiener klin. Wochsch., 1923, p. 338.
Fischer B., Frankf. Zeitsch. f. Path. 11, p. 1; 12, p. 367; 27, p. 98.
— Münch. med. Woch., 1911, Nr. 15; 1906, p. 2041.
Fraenkel Al., Wiener klin. Wochsch., 1922, p. 97.
Fraenkel Al., Wiener klin. Wochsch., 1911, p. 350.
Fraenkel S., „ „ „ 1912, p. 1041.
Frankenthal, Zeitsch. f. Krebsf. 17, p. 250.
Freund und Kaminer, Wiener klin. Wochsch., 1910, p. 1221; 1911, p. 1759; 1912, p. 1698; 1913, p. 201 und p. 1009. 1919, p. 1105.
Fritsch, Zeitsch. f. Chir. 174, p. 289.
Fütterer, J. F. Bergmann, Wiesbaden, 1901, Über die Aetiologie des Karzinoms.
Fujnami und Inamoto, Zeitsch. f. Krebsf. 14, p. 94.

Gaylord und Clowes, seventh annual report of cancer laboratory of the New York state depart. of health, p. 11 und surgery, gynecology and obstetrics vol. II, p. 633.
Goebel, Zeitsch. f. Krebsf. 3, p. 369.
— D. med. Wochsch., 1922, p. 1541.
Goetze, Zeitsch. f. Krebsf. 13, p. 281.
Goldmann, Beitr. z. klin. Chir. 18. p. 595 und 72. p. 1.
Goldzieher und Rosenthal, Zeitsch. f. Krebsf. 13, p. 321.
Graff, Wiener klin. Wochsch., 1914, p. 7.
Gruber, Zeitsch. f. Krebsf. 13, p. 105.
Guth, Zentralbl. f. path. Anat. 32, p. 257.

Haberer, Mitt. a. d. Grenzgeb. d. Med. u. Chir. 31, p. 442.
Haberfeld, Zeitsch. f. Krebsf. 7, p. 190.

Halberstaedter, Zeitsch. f. Krebsf. 19, p. 105.
Hansemann, Zeitsch. f. Krebsf. 17. p. 172; 15, p. 492; 14, p. 39; 13, p. 1; 7, p. 69; 10, p. 34; 4, p. 565; 1, p. 183.
Hansemann, Die mikroskopische Diagnose der bösartigen Geschwülste, Berlin, August Hirschwald, 1897.
Hauser, Münch. med. Wochsch., 1910, p. 1209.
Herxheimer, Deutsch. med. Wochsch., 1921, Nr. 13/14.
Herxheimer, Ergebn. d. allg. Pathol. u. pathol. Anat. 16, Jahrg. 2. Abt.
Herzfeld, Zeitsch. f. Krebsf. 3, p. 73.
Heschl, Frommes Medizinalkalender, 1878.
Hess und Saxl, Wiener klin. Wochsch., 1908, p. 1183.
Hirschfeld, Zeitsch. f. Krebsf. 16, p. 95.
Hoffmann, Schreus u. Zurhelle, Deutsch. med. Wochsch.. 1923, p. 634.
Huguenin, Arch. de méd. expér. et d'anat. pathol. 22, p. 422.

Ishio Haga, Zeitsch. f. Krebsf. 12, p. 525.
Ishiwara. Wiener klin. Wochsch., 1913, p. 370.
Israel, Arch. f. Chir., 67, p. 446.

Joannovics, Wiener klin. Wochsch., 1908, Nr. 1; 1913, Nr. 39.
Joest und Ernesti, Zeitsch. f. Krebsf. 15, p. 1.
Jordan, Zeitsch. f. Krebsf. 19, p. 39.
Jung, „ „ „ 20, p. 20.

Kahle, Münch. med. Wochsch., 1914, p. 752.
Kaminer, Wiener klin. Wochsch., 1916. p. 377.
Kantorowitz, Centralbl. f. pathol. Anat. Bd. 4.
Kaspar, Wiener klin. Wochsch., 1923, p. 76.
Kaufmann, Lehrbuch der spec. path. Anatomie, 7. u. 8. Auflage, Berlin und Leipzig, 1922.
Kelling, Arch. f. Chir. 105 H. 3.
Kelling, Wiener klin. Wochsch., 1913, Nr. 1 u. 2.
Kepinow, Zeitsch. f. Krebsf. 7, p. 517.
Keysser, Arch. f. klin. Chir. 114, p. 730; 117, p. 318.
Kitain, Virch.-Arch. 238 und 289.
Koltonski, Zeitsch. f. Krebsf. 17, p. 408.
Koritschoner, Zieglers Beitr. 66. p. 501.
Krasting, „ „ „ 4, p. 119.
Kraus, Graff u. Ranzi, Wiener klin. Wochsch., 1911, p. 1003.
Kraus und Graff, Wiener klin. Wochsch., 1911, p. 191.
Krompecher, Zeitsch. f. Krebsf. 12, p. 373.

Labhardt, Beitr. z. klin. Chir. 33, p. 571.
Ladwig, Münch. med. Wochsch., 1923, p. 1049.
Lamezan, Zeitsch. f. Krebsf. 12, p. 388.
Lauterborn, Zeitsch. f. Krebsf. 15, p. 173.

Lewin, Zeitsch. f. Krebsf. 9, p. 266; 4, p. 55.
— „ „ „ 5, p. 208; 17. p. 556.
Lindemann, „ „ „ 7, p. 682.
Lindstedt, „ „ „ 11, p. 220.
Lippmann, „ „ „ 3, p. 289.
Lipschütz, Wiener klin. Wochsch., 1922, Nr. 27; 1923, p. 409.
Lubarsch, Verh. d. D. path. Ges., 1906, p. 208.
Lubarsch, Zeitsch. f. Krebsf. 5, p. 114.
— Berl. klin. Wochsch., 1922, p. 1081.
— Virch.-Arch. 235, p. 235.
— Path. Anatomie und Krebsforschung, J. F. Bergmann, 1902.
— Jahreskurs f. ärztl. Fortbildung, 1914, p. 34.
— Virch.-Arch. 111, p. 280.
Lunghetti, Trattato di anatomia patologica, Bd X, Turin, 1923.

Mathias, Verh. d. D. path. Ges. 19. Tagung. 1923, p. 198.
— Berl. klin. Wochsch., 1920, p. 444.
archand, Verh. d. d. pathol. Ges., 1899, p. 38.
— Wiener klin. Wochsch., 1921, p. 606.
Marsh und Wülker, Zeitsch. f. Krebsf. 15, p. 383.
Mertens, Deutsch. med. Wochsch., 1923. p. 805.
Meyer R., Arch. f. Gyn. 116, p. 638.
— Zentralbl. f. pathol. Anat. 30, p. 291.
Mielecki, Zeitsch. f. Krebsf. 13, p. 505.
Mülleder, Arch. f. Chir. 120, Heft 4.

Nather und Orator, Mitt. a. d. Grenzgeb. d. Med. und Chir. 35, p. 611.
— Klin. Wochsch., 1923, p. 1499.

Olshausen, Zeitsch. f. Geb. und Gyn. 48, p. 262.
Orth, Zeitsch. f. Krebsf. 10, p. 42; 1, p. 399.
Orthner, Wiener klin. Wochsch., 1922, p. 324.

Paltauf, Ergebnisse der allgem. Pathol. und pathol. Anatomie, I, 3. Abt., p. 335.
— Wiener klin. Wochsch., 1909, Nr. 47: 1910, p. 1623.
Peller, Arch. f. Gynäk., 118, p. 59.
Peller, Wiener klin. Wochsch., 1922, p. 121.
Pentimalli, Zeitsch. f. Krebsf. 15, p. 111; 14, p. 623.
— Deutsch. med. Wochsch., 1914, Nr. 29.
Peters, D. Zeitsch. f. Chir. 151 p. 191.
Philipp, Zeitsch. f. Krebsf. 5, p. 326.
Plehn, Wiener klin. Wochsch., 1912, p. 691.

Reinke, Zeitsch. f. Krebsf. 13, p. 314.
Ribbert, Deutsch. med. Wochsch., 1895, Nr. 1–4.
— Münch. med. Wochsch., 1898, Nr. 25.
— Naturwissenschaften, 1914, Heft 28.

Ribbert, Geschwulstlehre. Bonn, Friedrich Cohen, 1904.
— Das Karzinom des Menschen, Bonn, Friedrich Cohen, 1911.
— Zeitsch. f. Krebsf. 3, p. 264.
Roesch, Virch. Arch. 245, p. 1
Roessle, Zeitsch. f. angew. Anat. u. Konstitutionslehre 5, p. 127.
Rohkamm, Vierteljahrschrift für Zahnheilkunde 5, Heft 1.
Rotter, Zeitsch. f. Krebsf. 18, p. 171.
Rous, Journ. of exper. med. 13. Nr. 4.
Rous, Murphy und Tytler, Journ. of the americ. med. assoc. 58 und 59.

Saul, Centralbl. f. Bakteriol., Originale, Bd. 55, 59 u. 71.
Schmidt M. B., Die Verbreitungswege der Carcinome usw.. Jena, G. Fischer, 1903.
Schmidt R., Med. Klinik, 1910, p. 1690.
Schmincke, Münch. med. Wochsch., 1911, Nr. 48.
Schwalbe, Ergebnisse der wissensch. Medizin, p. 45.
— Verh. d. Naturhist.-med. Vereines Heidelberg, N. F. VIII, Heft 3.
Schweitzer, Zentralbl. f. Gynäk.. 1923, p. 657.
Secher, Zeitsch. f. Krebsf. 17, p. 80.
Simmonds, „ „ „ 13, p. 307.
Stahr, Zieglers Beitr. 61, p. 169.
Stern, Virch.-Arch. 241, p. 219.
Sticker, Zeitsch. f. Krebsf. 7, p. 55.
Stoerk, Wiener klin. Wochsch., 1923, p. 318.
Strauch, Zeitsch. f. Krebsf. 12, p. 577.
Strauss, Med. Klinik, 1923, p. 321.

Teutschländer, Verh. d. D. pathol. Ges., 1921, p. 153.
— Zeitsch. f. Krebsf. 20, p. 43; 20. p. 70; 20, p. 79; 20, p. 111; 17, p. 285.
Theilhaber und Edelberg, Zeitsch. f. Krebsf., 13, p. 461.
Theilhaber A. und F., Zeitsch. f. Krebsf. 9, p. 555.
Theilhaber F., Zeitsch. f. Krebsf., 8, p. 466.
Trinkler, Arch. f. Chir. 122, p. 151.

Versé, Arbeiten aus d. pathol. Institut zu Leipzig, Bd. I, Heft 5 1908.

Wacker und Schmincke, Münch. med. Wochsch., 1911, p. 1607.
Wasielewski und Wülker, Zeitsch. f. Krebsf. 16, p. 250.
Weibel. Sitzber. d. D. Ges. f. Geb. und Gyn., 1923, Heidelberg.
Wells, Am. med. assoc. Bd. 81 p. 1017.
Wigand, Zeitsch f. Immunitätsforschung 36. H 2/3

Yamagiwa und Ichikawa, Virch.-Arch, 233, und 245, p. 20.

Ziegler, Münch. med. Wochsch., 1898, Nr. 10.

Zeitschrift für Krebsforschung. Herausgegeben vom deutschen Zentralkomitee zur Erforschung und Bekämpfung der Krebskrankheit, E. V. zu Berlin. Redigiert von Friedrich Kraus, dem Vorsitzenden, und Ferdinand Blumenthal, dem Generalsäkrätär des Komitees.
Erscheint in zwangslosen, einzeln berechneten Heften, von denen sechs einen Band von etwa 30 Bogen bilden.

Blutkrankheiten und Blutdiagnose. Lehrbuch der klinischen Hämatologie. Von Dr. med. Otto Naegeli o. ö. Professor der inneren Medizin an der Universität Zürich und Direktor der Medizinischen Universitätsklinik. Vierte, vermehrte und verbesserte Auflage. Mit 37 Abbildungen im Text und 25 farbigen Tafeln. 1923. Gebunden 7·45 Dollar

---

Methodik der Blutuntersuchung. Mit einem Anhang: Zytodiagnostische Technik. Von Dr. A. von Domarus, Direktor der Inneren Abteilung des Auguste Viktoria-Krankenhauses, Berlin-Weißensee. Mit 196 Abbildungen und 1 Tafel. (Aus: „Enzyklopädie der klinischen Medizin". Allgemeiner Teil.) 4·45 Dollar

---

Beiträge zur Pathographie der Blutspektra unter Berücksichtigung der Toxikologie der Ameisensäure. Von Reg.-Rat Dr. med. E. Rost, Mitglied des Gesundheitsamtes, Dr. med. Fr. Franz, ständiger Mitarbeiter im Gesundheitsamte und Dr. phil. R. Heise, techn. Rat im Gesundheitsamte. Mit 8 Abbildungen im Text und 7 Tafeln in photographischer Reproduktion. 1909. 2·15 Dollar

---

Lehrbuch der Blutkrankheiten für Ärzte und Studierende. Von Privatdozent Dr. Hans Hirschfeld. Mit 7 lithogr. Tafeln und 37 Textfiguren. 1918. Gebunden 5·75 Dollar

---

Handbuch der Serodiagnose der Syphilis. Von Professor Dr. C. Bruck, Leiter der Dermatologischen Abteilung des Städtischen Krankenhauses Altona, Privatdozent Dr. E. Jacobsthal, Leiter der Serologischen Abteilung des Allgemeinen Krankenhauses Hamburg St. Georg, Privatdozent Dr. V. Kafka, Leiter der Serologischen Abteilung der Psychiatrischen Universitäts-Klinik und Staatskranken-Anstalt Hamburg-Friedrichsberg, und Oberarzt Dr. J. Zeißler, Leiter der Serologischen Abteilung des Städtischen Krankenhauses Altona. Herausgegeben von Carl Bruck. Zweite, neubearbeitete und vermehrte Auflage. Mit 46, zum Teil farbigen Abbildungen. 1924.
7·20 Dollar; geb. 7·70 Dollar

Vorlesungen über Pharmakologie der Haut. Von Professor Dr. Friedrich Luithlen, Wien. 1921. 0·65 Dollar